高级卫生专业技术资格考试用书
中医内科学模拟试卷（一）

主　编　王承明
编　者　（按姓氏笔画排序）
于　涛　王　玉　王红微
王承明　刘艳君　齐丽娜
孙石春　孙丽娜　李　东
何　影　张　彤　张　楠
张黎黎　董　慧

中国协和医科大学出版社
北　京

模拟试卷（一）

一、单选题（以下每道考题有5个备选答案，请选择1个最佳答案）

1. 明确把咳嗽分为外感、内伤两大类的是哪一部书（　）。
   A.《金匮要略》
   B.《诸病源候论》
   C.《医学心悟》
   D.《景岳全书》
   E.《千金要方》

2. 发热，口渴，胸痛，咳痰黄稠不爽，苔黄，舌红，脉滑数。风温证属（　）。
   A. 邪犯肺卫
   B. 正虚欲脱
   C. 热郁阳明
   D. 热入心营
   E. 邪热壅肺

3. 悬饮之邪犯胸肺证选方为（　）。
   A. 射干麻黄汤
   B. 小青龙汤
   C. 香附旋覆花汤
   D. 柴枳半夏汤
   E. 苓桂术甘汤

4. 患者，男性，性情急躁易怒，胸胁胀满，口苦而干，或头痛、目赤、耳鸣，或嘈杂吞酸，大便秘结，舌质红，苔黄，脉弦数。治法为（　）。
   A. 滋补肝肾，平肝潜阳
   B. 疏肝解郁，利气化痰
   C. 清热泻火，补益气血
   D. 滋阴凉血，化痰利气
   E. 疏肝解郁，清肝泻火

5. 以下哪项不是惊悸或怔忡的鉴别要点（　）。
   A. 致病多由外因或内因引起
   B. 诱因常与惊恐、恼怒或劳累有关或无关
   C. 病位在肝或在心
   D. 病性属实或属虚
   E. 全身情况较好或较差

6. 阴虚而火旺之心悸，最佳方剂可选（　）。
   A. 甘麦大枣汤加减
   B. 朱砂安神丸加减
   C. 天王补心丹加减
   D. 知柏地黄丸加减
   E. 生脉散加减

7. 腹痛，里急后重，下痢赤白，肛门灼热，小便赤涩，苔黄腻，脉滑数。其治法宜（　）。
   A. 清热和中，化湿止泻
   B. 清热燥湿，凉血解毒
   C. 清热除湿，健脾和中
   D. 清热解毒，调气行血
   E. 清热导滞，调气行血

8. 下列哪项是哮病的辨证要点（　）。
   A. 辨病因，辨已发未发，辨证候虚实
   B. 辨已发未发，辨证候虚实，辨气滞、血瘀
   C. 辨证候虚实，辨气滞、血瘀，辨痰性质
   D. 辨已发未发，辨痰性质，辨气滞、血瘀
   E. 辨已发未发，辨证候虚实，辨痰性质

9. 小便不通或点滴不爽，排出无力，神气怯弱，面色㿠白，畏寒肢冷，腰膝冷而酸软无力，舌淡胖，苔薄白，脉沉细或弱。宜选方（ ）。
A. 右归饮
B. 济生肾气丸
C. 左归丸
D. 右归丸
E. 金匮肾气丸

10. 虚喘主要责之于（ ）。
A. 肺、肾
B. 脾、肾
C. 心、肺
D. 心、肾
E. 肺、脾

11. 患者，女性。胁肋胀痛，触痛明显且拒按，牵及肩背，伴纳呆恶心，厌食油腻，口苦口干，腹胀尿少，舌苔黄腻，脉弦滑。治疗宜首选（ ）。
A. 茵陈蒿汤
B. 四逆散加茵陈、黄柏
C. 藿朴夏苓汤
D. 三仁汤加青皮、郁金
E. 龙胆泻肝汤

12. 呃逆的主要病理为（ ）。
A. 肝气犯胃
B. 阳明腑实，气逆于上
C. 胃失和降，气逆上行
D. 胃失和降，气逆动膈
E. 中气耗伤，胃失和降

13. 患者，男性。3 天前出现腹痛泄泻，经治无效。现泄泻清稀，甚者如水样，腹痛肠鸣，脘闷纳少，苔薄白或白腻，脉濡数。应诊断为（ ）。
A. 湿热泄泻
B. 脾虚泄泻
C. 食滞泄泻
D. 寒湿泄泻
E. 肾虚泄泻

14. 患者，男性。胸闷刺痛，痛有定处，口中黏腻，头晕目眩，心悸气短，两目黯青，舌质紫暗，苔白腻，脉弦滑。其最佳治疗方剂（ ）。
A. 复元活血汤
B. 二陈汤
C. 通窍活血汤
D. 旋覆花汤
E. 大七气汤

15. 患者，男性，35 岁。下腹部疼痛半年余，痛若针刺，痛处固定，每于夜间加重，痛处拒按喜温，舌紫暗，脉涩。首选方剂是（ ）。
A. 小建中汤
B. 大建中汤
C. 少腹逐瘀汤
D. 失笑散合丹参饮
E. 良附丸合正气天香散

16. 以下哪项不是痢疾与泄泻的鉴别点（ ）。
A. 是否有里急后重
B. 是否有因情志不舒诱发
C. 是否有脓血便
D. 是否有排便次数增多
E. 是否有腹痛肠鸣

17. 劳则遗精，失眠健忘，面色萎黄，心悸不宁，神疲乏力，纳差便溏，舌淡苔薄，脉弱。宜选方为（ ）。
A. 妙香散
B. 七味都气丸

C. 归脾汤
D. 金锁固精丸
E. 六君子汤

18. 我国手术治疗癌病的最早记载为哪部医著（ ）。
A.《内经》
B.《晋书》
C.《景岳全书》
D.《外科大成》
E.《圣济总录》

19. 入夏时常发热，肌肤灼热，食少，汗少，倦怠无力。证属于（ ）。
A. 中暑
B. 暑湿困表
C. 中暑湿
D. 中暑热
E. 湿滞经络

20. 患者，男，47 岁。狂证日久，心中烦躁，多言善惊，失眠多梦，形体瘦，面色潮红，舌暗红，脉细数。该病例中医辨证应为（ ）。
A. 痰火内扰
B. 肾阴不足
C. 气阴两虚
D. 阴虚火旺
E. 心火扰动

21. 患者，女，26 岁。记忆力明显减退，伴心悸失眠、神疲乏力、纳呆腹胀，舌淡，脉细弱。应辨证为（ ）。
A. 心气不足
B. 脾气不足
C. 痰浊扰心
D. 肾精亏耗
E. 心脾不足

22. 关于消渴病的防治，以下哪项不正确（ ）。
A. 药物治疗
B. 避免精神紧张
C. 饮食清淡
D. 可多食蔬菜、豆类、瘦肉、鸡蛋等
E. 可不限饮食，但禁食辛辣刺激性食物

23. 痢疾初起，用药当忌（ ）。
A. 疏散表邪之品
B. 调气行血之品
C. 清热凉血之品
D. 收敛止泻之品
E. 理气化滞之品

24. 患者，男，45 岁。腹大坚满，脘腹撑急，烦热口苦，渴不欲饮，小便赤涩，大便秘结，舌边尖红，苔黄腻，脉弦滑。此证候为（ ）。
A. 肝胃郁热
B. 肝胆湿热
C. 肝脾血瘀
D. 肝郁脾虚
E. 湿热蕴结

25. “在肺为实，在肾为虚”之说出自于（ ）。
A.《诸病源候论》
B.《丹溪心法》
C.《景岳全书》
D.《医宗金鉴》
E.《临证指南医案》

26. 内燥的主要临床表现为（ ）。
A. 头晕目眩，肢体麻木
B. 头晕目眩，骨蒸潮热盗汗
C. 头痛目眩，心烦躁怒，口舌生疮

D. 五心烦热，头晕目涩，腰酸腿软
E. 口咽干燥，皮肤干涩粗糙，毛发枯不荣，肌肉消瘦，大便干结

27. 患者，女性，32 岁。1 周前感两胁肋胀痛，牵引肩背，触痛，拒按，厌食油腻，口苦咽干，尿少腹胀，舌苔黄腻，脉弦滑。用何方为宜（　）。
A. 一贯煎
B. 龙胆泻肝汤
C. 鳖甲煎丸
D. 柴胡疏肝散
E. 血府逐瘀汤

28. 夜寐盗汗，五心烦热，两颧色红，舌红少苔，口渴，脉细数，可选用（　）。
A. 甘麦大枣汤
B. 龙胆泻肝汤
C. 六味地黄丸
D. 当归六黄汤
E. 四妙丸

29. 患者，男性，33 岁。干咳少痰，痰中带血，潮热盗汗，胸闷隐痛，身体逐渐消瘦，口燥咽干，舌红少苔，脉细数。其诊断是（　）。
A. 咳血
B. 肺痿
C. 肺痨
D. 虚劳
E. 肺胀

30. 噎膈的产生除和食管、胃有关外，还与哪些脏腑有关（　）。
A. 心、脾、肾
B. 肺、脾、肾
C. 肝、脾、肺
D. 肝、脾、肾
E. 心、肝、肺

31. 患者，女性，62 岁。平素头晕头痛，耳鸣目眩，少寐，突然发生口眼㖞斜，舌强语謇，半身不遂，舌质红或苔腻，脉弦细数或弦滑。治疗应选何方药（　）。
A. 苏合香丸
B. 补阳还五汤
C. 安宫牛黄丸
D. 镇肝熄风汤
E. 解语丹

32. 患者，女性，50 岁。患胃疾多年，呕吐反复发作，时作干呕，口燥咽干，似饥而不欲食，舌红苔少，脉细数。辨证属（　）。
A. 脾胃虚寒型呕吐
B. 胃阴不足型呕吐
C. 痰饮内停型呕吐
D. 饮食停滞型呕吐
E. 肝气犯胃型呕吐

33. 以下哪项不是辨别中风闭脱二证的主要根据（　）。
A. 目合口开与口噤不开
B. 手撒肢冷与两手握固
C. 躁动不安与静而不烦
D. 肢体软瘫与肢体强痉
E. 二便自遗与大小便闭

34.《临证指南医案·阳痿》认为：“又有阳明虚则宗筋纵，……治痿……而已。”说明治痿的重要治则为（　）。
A. 血肉有情之品
B. 培补根本
C. 肝肾
D. 心脾
E. 通补阳明

35. 汗证，汗出恶风，稍劳汗出尤甚，易于感冒，体倦乏力，苔薄白，面色少华，脉细弱。辨证应属（　）。
A. 阴虚火旺证
B. 心血不足证
C. 肺卫不固证
D. 邪热郁蒸证
E. 脾胃虚弱证

二、多选题（以下每道考题有5个备选答案，每题至少有2个正确答案）

1. 以下哪些为气臌的特征（　）。
A. 腹部膨隆
B. 嗳气则舒
C. 叩之如鼓
D. 腹部按之空空然
E. 青筋显露

2. 胸痹临床表现为“本虚”的常是（　）。
A. 气虚
B. 阳虚
C. 阴虚
D. 血虚
E. 津液亏虚

3. 中风阳闭的常见症状有（　）。
A. 身热面赤
B. 舌红绛干，苔黄腻
C. 痰声如拽锯
D. 气粗鼻鼾
E. 舌体蜷缩

4. 以下有哪几项是瘿病火旺证的主症（　）。
A. 烦热易汗
B. 性情急躁易怒
C. 口苦，面部炽热
D. 眼球突出
E. 手指颤抖

5. 为明确吐血的病因，应做以下哪项检查（　）。
A. 内镜
B. 胃液分析
C. 上消化道钡剂造影
D. B超
E. 血气分析

6. 痫证的两大致病因素为（　）。
A. 头颅神机受损
B. 脏腑功能失调
C. 后天所伤
D. 七情失调
E. 先天遗传

7.《金匮要略》强调胸痹发生的主要原因为（　）。
A. 气滞血瘀
B. 胸阳不足
C. 阴寒阻滞
D. 痰热壅肺
E. 以上都不是

8. 以下哪项为痢疾的古代名称（　）。
A. 肠澼
B. 飧泄
C. 下利
D. 滞下
E. 大瘕泄

9. 瘀胆型肝炎的临床特征是（　）。
A. 胆固醇明显增高
B. 黄疸持续时间长

C. 常有皮肤瘙痒
D. 大便色白
E. 血清胆红素明显升高，以直接胆红素为主

10. 中风之病性多为（　）。
A. 本虚为主
B. 本虚标实
C. 上盛下虚
D. 标实为主
E. 下盛上虚

11. 肺痈成痈化脓的病理基础主要在于（　）。
A. 阴伤
B. 痰热
C. 外邪
D. 热毒
E. 血瘀

12. 外感风寒、风热或风燥咳嗽的特点是（　）。
A. 早晨咳嗽
B. 白天多于夜间
C. 咳而急剧声重
D. 咽痒则咳
E. 咳嗽时作

13. 以下哪项措施对癌病预后有重要意义（　）。
A. 早期发现
B. 注意休息
C. 早期治疗
D. 早期诊断
E. 调畅情志

14. 吐酸的治疗，根据辨证论治原则，通常可选用（　）。
A. 乌贝散
B. 左金丸
C. 平胃散
D. 龙胆泻肝汤
E. 香砂六君子汤

15. 瘀血停滞之胃痛，其治疗可选用（　）。
A. 芍药甘草汤
B. 丹参饮
C. 失笑散
D. 逍遥散
E. 调营敛肝饮

16.《张氏医通》总结历代医家对腰痛的论述归纳为（　）。
A. 气滞腰痛
B. 寒腰痛
C. 肾虚腰痛
D. 风腰痛
E. 瘀血腰痛

17. 痰饮总的病因有（　）。
A. 饮食不当
B. 外感寒湿
C. 情志因素
D. 劳欲所伤
E. 久病之后

18. 中风眩晕等病是因何病理结果导致痴呆（　）。
A. 脾肾两虚
B. 痰浊内生
C. 脑髓失养
D. 脑脉痹阻
E. 心气不足

19. 丹栀逍遥散治疗郁证，其治法体现了（　）。
A. 理气畅中

B. 清肝泻火
C. 疏肝解郁
D. 行气开郁
E. 理气和中

20. 阳黄的辨证以湿热疫毒为主，其中包括（　）。
A. 热重于湿
B. 肝气郁滞
C. 胆腑郁热
D. 湿重于热
E. 疫毒炽盛

三、案例分析题（每个案例至少有3个提问，每个提问有多个备选答案，其中正确答案有1个或几个）

（1~5题共用题干）

患者，男性，30岁。平素嗜食辛辣，1个月前因饮酒过度导致上腹部疼痛，多方治疗效果不佳。现患者胃脘隐隐灼痛，饥不欲食，嘈杂，口燥咽干，口渴欲饮，体瘦，大便偏干，舌红无苔而干，脉细。

1. 宜选何方（　）。
A. 益胃汤
B. 麦门冬汤
C. 一贯煎合芍药甘草汤
D. 清中汤
E. 柴胡舒肝散

2. 如果大便干燥难解，宜加（　）。
A. 火麻仁、瓜蒌仁等
B. 润肠丸
C. 黄芪汤
D. 六磨汤
E. 麻子仁丸

3. 其辨证为（　）。
A. 饮食伤胃
B. 肝气犯胃
C. 湿热中阻
D. 胃热嘈杂
E. 胃阴亏耗

4. 如胃痛剧宜加（　）。
A. 木香、陈皮
B. 佛手、厚朴花
C. 元胡、香附
D. 吴茱萸、干姜
E. 荔枝核、乌药

5. 治法为（　）。
A. 养阴益胃，和中止痛
B. 疏肝解郁，理气止痛
C. 消食导滞，和胃止痛
D. 清化湿热，理气和胃
E. 清热化痰，和中止痛

（6~11题共用题干）

患者，男性，50岁。长期饮酒。近5年来时有右胁下隐痛，纳差，食后腹胀，易疲劳。最近2周出现腹部胀大如鼓状，按之坚满，面目肌肤发黄，烦热口苦，口干而不欲饮，小便量少而黄，大便干结，舌质红苔黄腻，脉弦数。

6. 该患者应考虑为何病证（　）。
A. 阳黄热重于湿
B. 臌胀湿热蕴结
C. 臌胀气滞湿阻
D. 胁痛肝胆湿热
E. 臌胀肝脾血瘀
F. 阳黄热毒炽盛

7. 该患者此时的治法应是（　）。
A. 清热利湿，凉血止血

B. 活血化瘀，行气利水
C. 疏肝理气，行湿散满
D. 清热利湿，佐以泻下
E. 清热利湿，攻下逐水

8. 目前该患者可采用哪个方药加减治之（ ）。
A. 调营饮
B. 实脾饮
C. 柴胡疏肝散合胃苓汤
D. 木香顺气散
E. 中满分消丸合茵陈蒿汤

9. 该患者如大便秘结不通，常加用下列哪种药物（ ）。
A. 虎杖
B. 土茵陈
C. 芦根
D. 槟榔
E. 绵茵陈
F. 车前子
G. 桃仁

10. 对于臌胀患者，平时应怎样调护（ ）。
A. 注意休息
B. 多食肉类，增强营养
C. 避免情绪刺激
D. 忌酒
E. 通利二便
F. 注意意识变化

11. 该患者在辨证时，应抓住的主症有（ ）。
A. 腹部胀大如鼓状，按之坚满
B. 纳差
C. 胁痛
D. 易疲劳
E. 面目肌肤发黄
F. 烦热口苦
G. 舌质红，苔黄腻

（12~17 题共用题干）

患者，男性，62 岁。近 3 年每遇劳累或情绪激动即出现胸闷如窒，偶胸部刺痛，每次持续数分钟，休息后可缓解，倦怠，心悸，形体肥胖，时有白痰，舌质紫暗，边有瘀斑，脉弦滑。

12. 该患者应考虑为何病证（ ）。
A. 胸痹心血瘀阻
B. 胸痹痰浊内阻
C. 胸痹痰瘀互结
D. 胸痹阴寒凝滞
E. 胸痹气滞血瘀
F. 胸痹气虚血瘀

13. 该患者在辨为痰瘀互结证时，应抓住的主症有（ ）。
A. 胸闷如窒
B. 胸部刺痛
C. 倦怠
D. 心悸
E. 形体肥胖
F. 时有白痰
G. 脉弦滑
H. 舌质紫暗，边有瘀斑，苔白腻

14. 该患者此时的治法应是（ ）。
A. 活血化瘀
B. 行气活血，通络止痛
C. 益气活血，通络止痛
D. 通阳泻浊，豁痰开结
E. 活血化瘀，通阳化痰
F. 辛温通阳，开痹散寒

15. 目前该患者可采用哪个方药加减治之（ ）。
A. 生脉散合桃红四物汤

B. 二陈汤合血府逐瘀汤
C. 丹参饮合黄连温胆汤
D. 金铃子散血府逐瘀汤
E. 瓜蒌薤白白酒汤合血府逐瘀汤
F. 瓜蒌薤白半夏汤合血府逐瘀汤

16. 如果出现痰黄质稠，大便干，苔黄腻，脉滑数，可加用下列哪几种药物（　）。
A. 黄连
B. 竹茹
C. 石菖蒲
D. 全瓜蒌
E. 郁金

17. 患者在真心痛发作时，在护理方面要注意哪些问题（　）。
A. 立即吸氧
B. 绝对卧床，避免搬动
C. 保持情绪稳定
D. 进食大量油腻之品以增加营养
E. 通利大便
F. 注意意识、呼吸、疼痛、脉象的变化

（18~24 题共用题干）

患者，男性，78 岁。有慢性支气管炎病史 20 余年。因受凉，复发咳嗽、咳痰、气促，未及时治疗，病情进一步加重。症见：咳逆上气，鼻翼翕动，张口抬肩，喉中痰鸣，口唇紫绀，胸闷胀满，心悸，神情恍惚，时有肢体抽搐，白天嗜睡，夜间烦躁不安，舌质暗红，苔黄腻，脉细滑数。

18. 该患者应该考虑为何证（　）。
A. 外寒内饮
B. 痰热郁肺
C. 痰瘀阻肺
D. 阳虚水泛
E. 肺肾气虚
F. 痰蒙神窍

19. 临床辨证治疗该患者，可以选用下列哪些方剂加减化裁（　）。
A. 小青龙汤
B. 葶苈大枣泻肺汤
C. 桂枝茯苓丸
D. 涤痰汤
E. 安宫牛黄丸
F. 真武汤
G. 至宝丹

20. 肺胀主要责之于（　）。
A. 肺肾两虚，气失摄纳
B. 心肾阳虚，水气凌心
C. 阴盛阳微，本虚标实
D. 痰气交阻，伤及肺脾肾，本虚标实
E. 痰浊水饮与血瘀互为影响，兼见同病

21. 以下哪项属于肺胀危重时的临床表现（　）。
A. 心慌动悸
B. 面唇紫绀
C. 肢体浮肿
D. 嗜睡昏迷
E. 咳吐脓血

22. 肺胀后期，病位可及于何脏（　）。
A. 心
B. 肾
C. 脾
D. 肝
E. 命门

23. 肺胀的常用治法有（　）。
A. 健脾益肾
B. 温阳利水

C. 驱邪宣肺
D. 补养心肺
E. 降气化痰

24. 肺胀在病程中可形成的病理产物有（　）。
A. 痰
B. 风
C. 火
D. 饮
E. 瘀

（25~30 题共用题干）

患者，男性，60 岁。心悸反复发作 3 年，平日喜食肥甘厚腻，形体肥胖，伴胸闷胀满，头昏沉，心烦易怒，口苦眠差，未予重视。来诊时诉胸闷如窒而痛 1 天，伴心悸气短，喘憋，夜寐不安，舌质暗红，苔黄腻，脉弦数。

25. 该患者应辨为何病证（　）。
A. 心悸，痰浊壅塞
B. 胸痹，肝胆火盛
C. 心悸，痰热内扰
D. 胸痹，痰热瘀阻
E. 心悸，气滞血瘀

26. 该患者应用何治法（　）。
A. 理气活血清热
B. 滋阴潜阳活血
C. 清肝泻火活血
D. 理气化痰通络
E. 清热化痰活血

27. 宜立即使用何药治疗（　）。
A. 静推参附注射液
B. 含服至宝丹
C. 含服丹参滴丸
D. 口服独参汤
E. 含服苏合香丸

28. 患者可利用下列哪种方剂进行治疗（　）。
A. 龙胆泻肝汤合丹参饮
B. 镇肝熄风汤合丹参饮
C. 柴胡疏肝散
D. 血府逐瘀汤
E. 小陷胸汤合失笑散

29. 如果患者突然出现面色唇甲青紫、大汗出、四肢厥冷、脉沉微欲绝，此时最佳方剂是什么（　）。
A. 左归饮
B. 生脉散
C. 右归饮
D. 参附汤
E. 丹参饮

30. 如果病情迁延不愈，又出现心悸，喘促，不能平卧，动则甚，肢体浮肿，四肢不温，舌质淡，苔白滑，脉沉细。选用何方剂进行治疗（　）。
A. 参附汤
B. 右归饮
C. 真武汤
D. 生脉散
E. 左归饮

（31~36 题共用题干）

患者，女性，63 岁。因反复水肿 10 余年，加重 3 天来诊。患者 10 余年前开始出现水肿，反复发作，未予系统治疗，平日水肿腰以下为甚，按之凹陷不起，小便短少，腰部冷痛，四肢畏寒，纳呆便溏。3 天前出现水肿剧增，小便更少，低热，肢节酸痛，恶寒，体胖，舌质淡，苔白，脉沉迟无力。

31. 该患者应考虑为何病证（　）。
A. 阳水，风水泛滥，气化不利
B. 阳水，风水泛滥，肾阳虚衰

C. 阳水，水湿浸渍，气化不利
D. 阴水，肾阳虚衰，复感外邪
E. 阴水，脾肾阳虚，复感外邪

32. 该患者宜用哪几种治法（ ）。
A. 散风清热
B. 攻逐水饮
C. 宣肺行水
D. 疏风散寒
E. 温补脾肾

33. 该患者可采用下列哪个方药加减治疗（ ）。
A. 五皮散
B. 真武汤
C. 实脾饮
D. 十枣汤
E. 越婢汤

34. 此时该患者宜加用哪组药物治疗（提示：此患者病情缠绵，水肿顽固难愈，舌质淡黯，脉沉涩）（ ）。
A. 桃仁、红花
B. 泽兰、益母草
C. 甘遂、芫花
D. 三棱、莪术
E. 大黄、丹参

35. 此时，此患者应考虑为何病证（提示：此患者病至后期，面浮身肿，无尿，又出现神倦欲睡，泛恶，口有尿味）（ ）。
A. 阳损及阴，阴阳离决
B. 肾气衰惫，气化无力
C. 阳气衰极，浊阴不降
D. 脾阳不振，水湿中阻
E. 水湿浸渍，清窍失养

36. 此时，该患者应考虑在温肾扶阳的基础上加用（ ）。
A. 醒神开窍
B. 攻逐水饮
C. 解毒降浊
D. 降逆止呕
E. 宣肺利水

（37～42 题共用题干）

患者，男性，26 岁。发热已四五日，热略减退，突然出现肢体软弱无力，步履艰难，心烦口渴，咳呛不爽，咽喉干燥，小便黄少，大便干燥，舌质红，苔黄，脉细数。

37. 该患者辨为何种病证（ ）。
A. 肺痈初期
B. 喘证，风热犯肺
C. 咳嗽，燥热伤肺
D. 肺痿，阴虚肺热
E. 痿证，肺热津伤

38. 该患者最可能的病因为（ ）。
A. 风寒外袭
B. 饮食不节
C. 感受温毒
D. 湿热浸淫
E. 先天不足

39. 治疗方法为（ ）。
A. 清热解毒，宣肺止咳
B. 滋阴清热，润肺止咳
C. 清肺化痰，降气平喘
D. 清肺润燥，化痰止咳
E. 清热润肺，养肺生津

40. 此患者应注意不可妄用以下哪种药物（ ）。
A. 清热药
B. 发汗药

C. 补益药
D. 活血药
E. 行气药

41. 如果身热退净，食欲减退，口燥咽干较甚者，证属（　）。
A. 肺阴伤
B. 胃阴伤
C. 肺气阴伤
D. 肺胃肾阴伤
E. 肺胃阴伤

42. 若患者身热退净，食欲减退，口燥咽干较甚。治疗方剂最宜选哪个（　）。
A. 沙参麦冬汤
B. 增液汤
C. 清燥救肺汤
D. 百合固金汤
E. 益胃汤

（43~45 题共用题干）

患者，女性，30 岁。平素体弱，今日出现眩晕昏仆，面色苍白，呼吸微弱，汗出肢冷，舌质淡，脉沉微。

43. 此患者应诊断为（　）。
A. 气厥实证
B. 血厥虚证
C. 血厥实证
D. 气厥虚证
E. 痰厥

44. 此患者应用何法治疗（　）。
A. 行气豁痰
B. 顺气开郁
C. 活血顺气
D. 补养气血
E. 补气回阳

45. 该患者治疗应首选方为（　）。
A. 五磨饮子加减
B. 人参养荣汤加减
C. 通瘀煎加减
D. 四味回阳饮加减
E. 香砂六君子汤加减

参考答案

一、单选题

1. D	2. E	3. D	4. E	5. C	6. C	7. D	8. E	9. B	10. A
11. E	12. D	13. D	14. E	15. C	16. D	17. A	18. B	19. D	20. D
21. E	22. E	23. D	24. E	25. E	26. E	27. B	28. D	29. C	30. D
31. D	32. B	33. C	34. E	35. C					

二、多选题

1. ABCD	2. ABC	3. ABCDE	4. ABCDE	5. ABCD
6. CE	7. BC	8. ADE	9. ABCDE	10. BC
11. DE	12. BCDE	13. ACD	14. ABE	15. BCE
16. ABCDE	17. ABD	18. CD	19. BC	20. ACDE

三、案例分析题

1. C	2. A	3. E	4. B	5. A
6. B	7. E	8. E	9. ADE	10. ACDEF
11. AEFG	12. C	13. ABH	14. E	15. BF
16. ABDE	17. ABCEF	18. F	19. DEG	20. E
21. ABCD	22. ABC	23. ABCDE	24. ADE	25. D
26. E	27. E	28. E	29. D	30. C
31. E	32. CDE	33. E	34. B	35. C
36. C	37. E	38. C	39. E	40. B
41. E	42. E	43. D	44. E	45. D

高级卫生专业技术资格考试用书
中医内科学模拟试卷（二）

中国协和医科大学出版社
北　京

模拟试卷（二）

一、单选题（以下每道考题有 5 个备选答案，请选择 1 个最佳答案）

1. 痰湿咳嗽的特点为（　）。
A. 痰黏腻稠厚成块
B. 痰中带血
C. 痰黄咯吐不爽
D. 痰少粘连成丝
E. 痰稀薄成水样

2. 厥证虚证而见气息微弱，张口自汗，肤冷肢凉，脉沉微细。可用以下何方灌救（　）。
A. 生脉散
B. 八珍汤
C. 人参养营汤
D. 参附汤
E. 以上都不是

3. 有关肺胀痰蒙神窍证的治疗，以下哪项不正确（　）。
A. 皮肤黏膜出血，配清热凉血止血药
B. 涤痰汤加减
C. 可另服安宫牛黄丸
D. 血瘀明显者加丹参、红花、桃仁
E. 肝风内动抽搐者加龟板、党参、牡蛎

4. 柴胡疏肝散可用于除以下哪项以外的病证（　）。
A. 肝气郁结胁痛
B. 气滞血瘀型腹痛
C. 肝气犯胃型胃痛
D. 胆道阻滞型黄疸
E. 气滞湿阻型臌胀

5. 肺痈溃脓期治疗主方为（　）。
A. 苇茎汤
B. 如意解毒散
C. 桔梗杏仁煎
D. 桔梗白散
E. 加味桔梗汤

6. 遍体浮肿，面色萎黄，晨起头面较甚，动则下肢肿胀，能食而疲倦乏力，大便如常或溏，小便反多，舌苔薄腻，脉软弱。辨证属（　）。
A. 水气凌心
B. 肝气不舒
C. 肺气不宣
D. 脾气虚弱
E. 肾虚不固

7. “胸痹，心中痞气，气结在胸，胸满，胁下逆抢心……”治方宜为（　）。
A. 乌头赤石脂丸
B. 瓜蒌薤白白酒汤
C. 瓜蒌薤白半夏汤
D. 枳实薤白桂枝汤
E. 人参养营汤

8. 实喘和虚喘的鉴别点，以下错误的是（　）。
A. 呼吸深长有余与短促难续
B. 呼出为快与深吸为快
C. 痰多与痰少
D. 气粗声高与气怯声低
E. 病势急骤与徐缓

9. “实喘者有邪，邪气实也；虚喘者无邪，元气虚也”出自哪个医家（ ）。
A. 张仲景
B. 朱丹溪
C. 李东垣
D. 张景岳
E. 刘完素

10. 患者，73岁。临厕大便，挣则短气汗出，便后疲乏，大便不干结，舌淡苔薄，脉虚。宜选用以下何法（ ）。
A. 益气润肠
B. 温阳益气
C. 养血润肠
D. 补肾助阳
E. 以上都不是

11. 下列哪项不是虚劳的致病因素（ ）。
A. 烦劳过度，损及五脏
B. 禀赋薄弱，体质不强
C. 痨虫入肺，阴虚火旺
D. 大病久病，失于调理
E. 饮食不节，损伤脾胃

12. 患者，女性，58岁。有15年肺胀病史。1周前劳累后出现面浮肿，呼吸喘促难续，心悸，胸脘痞闷，尿少，怕冷，纳呆，舌苔白滑，脉沉细。治疗应首选（ ）。
A. 济生肾气丸
B. 参附汤
C. 实脾饮
D. 真武汤
E. 金匮肾气丸

13. 瓜蒌薤白白酒汤等治疗胸痹的方剂出于（ ）。
A.《内经》
B.《金匮要略》
C.《诸病源候论》
D.《证治准绳》
E.《丹溪心法》

14. 最早记载用海藻、昆布治疗瘿病的著作为（ ）。
A.《伤寒杂病论》
B.《诸病源候论》
C.《千金要方》
D.《肘后方》
E.《太平圣惠方》

15. 头痛如裹，肢体困重，纳呆胸闷，大便或溏，苔白腻，脉濡。宜选用（ ）。
A. 三仁汤
B. 平胃散
C. 二陈汤
D. 藿香正气散
E. 羌活胜湿汤

16. 厥证的主要治疗原则为（ ）。
A. 扶正为主
B. 醒神回厥
C. 调整阴阳
D. 祛邪为主
E. 标本同治

17. 咳嗽气急，胸部闷痛，吐脓痰腥臭者，宜选用（ ）。
A. 加味桔梗汤
B. 如意解毒散
C. 沙参清肺汤
D. 千金苇茎汤
E. 清金化痰汤

18.《理虚元鉴》中指出：治虚有三本，“治虚之道毕矣”指的是（ ）。
A. 治心、治脾、治肾
B. 治心、治肝、治肾

C. 治肺、治肝、治肾
D. 治肺、治脾、治肾
E. 治心、治脾、治肝

19. 患者胁肋刺痛，痛处固定而拒按，入夜更甚，面色晦暗，舌质紫暗，脉沉弦。治疗宜首选（　）。
A. 丹参饮
B. 膈下逐瘀汤
C. 血府逐瘀汤
D. 鳖甲煎丸
E. 红花煎

20. 患者，男性，60 岁。胸痛反复发作 2 个月，现胸部刺痛，夜间尤甚，持续 10 分钟左右，痛处固定，多因生气及受寒后加重，时有心悸，舌质紫暗，脉象沉涩。首选方是（　）。
A. 瓜蒌薤白半夏汤
B. 参附汤合右归饮
C. 瓜蒌薤白白酒汤
D. 乌头赤石脂丸
E. 血府逐瘀汤

21. 风热犯肺和痰热郁肺证咳痰的特点为（　）。
A. 痰出咳平
B. 易咯出
C. 咳痰不爽
D. 喉中有痰声
E. 咳时面赤

22. 患者，男性，33 岁。患者 2 天前出现腹痛，里急后重，下痢赤白黏冻，肛门灼热，小便赤涩，苔黄腻，脉滑数。其治法为（　）。
A. 清热除湿，调气行血
B. 消食导滞，调和脾胃
C. 清热除湿，健脾和中
D. 清热除湿，凉血解毒
E. 清热和中，化湿止泻

23. 导致泄泻发生的最重要因素在于（　）。
A. 肝气不舒
B. 食滞肠胃
C. 脾虚湿盛
D. 脾胃虚弱
E. 感受外邪

24. 肾小球肾炎脾肾亏虚、水气泛滥证的治法为（　）。
A. 消热解毒，利湿消肿
B. 益气扶正，利水消肿
C. 散风清热，宣肺行水
D. 健脾渗湿，通阳利水
E. 补肺肾，益气阴

25. 眩晕从肝论治的依据为（　）。
A. 肝为将军之官
B. 肝藏血
C. 肝主疏泄
D. 肝窍为目
E. 诸风掉眩，皆属于肝

26. 以下对内伤发热治疗叙述错误的是（　）。
A. 治疗阴虚发热时，清虚火之剂只可暂用
B. 气虚发热补气升阳以升麻、柴胡为主
C. 湿郁发热，不可辛散发汗
D. 瘀血发热时，不可投苦寒之品
E. 肝郁发热时，疏肝不可过散

27. 春季，气候由温渐热，此时外感风寒，不可过用辛温发散之药。此治法的治则为（　）。
A. 早期治疗

B. 因时制宜
C. 治病求本
D. 先安未受邪之地
E. 以上均不是

28. 患者，女性，47 岁。近日劳累后出现饮食减少，食后胃脘不舒，倦怠乏力，大便溏薄，面色萎黄，舌淡苔薄白，脉弱。其辨证为（　）。
A. 脾胃阴虚
B. 心脾两虚
C. 脾气虚
D. 脾阳虚
E. 脾肾阳虚

29. 少腹拘急冷痛，苔白，脉沉紧，为下焦虚寒，厥阴之气失于疏泄。宜用方为（　）。
A. 良附丸
B. 正气天香散
C. 枳实导滞丸
D. 乌头桂枝汤
E. 暖肝煎

30. 患者，男性，52 岁。呕吐清水痰涎，脘腹痞闷，不能进食，伴头晕头重，苔白腻，脉滑。应辨证为（　）。
A. 痰饮内阻
B. 食滞内停
C. 痰气郁结
D. 脾胃气虚
E. 外邪犯胃

31. 二阴煎用于治疗（　）。
A. 癫证痰气郁结证
B. 狂证火盛阴伤证
C. 狂证痰火扰神证
D. 癫证心脾两虚证
E. 狂证痰热瘀结证

32. 中风病因学说中，突出以“内风”立论的是哪个时期（　）。
A. 唐宋时代
B. 汉代
C. 春秋时期
D. 明清时期
E. 金元时期

33. 食物中毒呕吐者，为防止腐败食物被吸收，可用何方探吐（　）。
A. 玉枢丹
B. 祛暑丸
C. 烧盐方
D. 益元散
E. 生萝卜汁

34. 治疗营卫不和型自汗的代表方是（　）。
A. 玉屏风散
B. 麻黄附子细辛汤
C. 麻黄汤
D. 桂枝汤
E. 当归六黄汤

35. 自觉身体某处局部发热且固定疼痛，按之有一肿块的治法应是（　）。
A. 疏肝解郁，清肝解热
B. 益气养血
C. 益气健脾，甘温除热
D. 活血化瘀
E. 滋阴清热

二、多选题（以下每道考题有5个备选答案，每题至少有2个正确答案）

1. 风热犯表证的出汗特点是（　）。
A. 大汗
B. 汗泄不畅
C. 汗稍出而不退热
D. 少汗
E. 无汗

2. 关格临证往往表现为（　）。
A. 本虚标实
B. 虚实错杂
C. 内闭外脱
D. 阴竭阳亡
E. 寒热错杂

3. 实喘治肺，以祛邪利气为主，当区别（　）。
A. 寒
B. 血
C. 痰
D. 热
E. 气

4. 阴黄证的发生与以下哪项有关（　）。
A. 脾虚失运
B. 湿从寒化
C. 寒湿瘀滞
D. 寒湿伤人，或素体脾胃虚寒
E. 胆液为湿邪所阻

5.《内经》中，根据不同的病因病机及临床症状，对消渴病病名记载的有（　）。
A. 消渴
B. 消瘅
C. 消中
D. 肺消
E. 谷消

6. 积聚的诊断依据包括（　）。
A. 常有腹胀或疼痛不适等症状
B. 腹腔内有可扪及的包块
C. 常有情志失调、饮食不节史
D. 或有黄疸、胁痛、久疟、久泻、久痢等病史
E. 或有感受寒邪史

7. 中医学“治未病”指的是（　）。
A. 未病先防
B. 治标治本
C. 正治反治
D. 标本兼治
E. 既病防变

8. 痉证的病理变化在于（　）。
A. 肝郁气滞
B. 瘀血阻络
C. 筋脉失养
D. 阴虚血少
E. 痰浊内停

9. 血鼓的特征包括（　）。
A. 面颈部赤丝血缕
B. 脘腹坚满
C. 青筋显露
D. 腹内积块，痛如针刺
E. 按之则舒

10. 痴呆常见虚证有（　）。
A. 心胆气虚证
B. 髓海不足证
C. 心肾脾虚证
D. 心气不足证
E. 脾肾两虚证

11. 痉证的后遗症包括（　）。
A. 头痛
B. 耳鸣
C. 眩晕
D. 痴呆
E. 痫证

12. 泄泻的发病因素包括（　）。
A. 情志失调
B. 饮食所伤
C. 感受外邪
D. 脾胃虚弱
E. 肾阳虚衰

13. 胃脘痛应注意（　）。
A. 忌暴饮暴食
B. 慎用水杨酸、激素类药物
C. 尽量避免浓茶、咖啡、辛辣食品
D. 不宜食油腻食物
E. 保持精神乐观，避免过劳

14. 妇科腹痛的特点是（　）。
A. 多在脐周
B. 多在小腹
C. 与经、带、胎、产有关
D. 与饮食生冷有关
E. 多在胃脘部

15. 以下哪几项检查有助于糖尿病的诊断（　）。
A. 餐后 2 小时血糖
B. 空腹血糖
C. 尿糖
D. 尿比重
E. 葡萄糖耐量试验

16. 腹痛所涉及器官不包括（　）。
A. 肝、胆、脾、肾
B. 大肠、小肠、膀胱
C. 胃、澌
D. 足三阴经
E. 手少阳经

17. 张景岳认为“神不安而不寐”是因为（　）。
A. 邪气内扰
B. 瘀血阻滞
C. 营气不足
D. 素体阳盛
E. 素体阴盛

18. 大补元煎的药物组成包括（　）。
A. 人参、炒山药、熟地
B. 川芎、羌活
C. 黄芪、五味子
D. 山萸肉、炙甘草
E. 杜仲、枸杞、当归

19. 郁证属气郁化火者，其主症包括（　）。
A. 性情急躁易怒
B. 口干而苦，大便秘结
C. 嘈杂吞酸
D. 胸闷胁胀
E. 头痛目赤耳鸣

20. 辨痫证轻重根据（　）。
A. 发作持续时间长短
B. 有无口吐白沫
C. 昏迷的深度
D. 发作间隔时间长短
E. 有无家族史

三、案例分析题（每个案例至少有 3 个提问，每个提问有多个备选答案，其中正确答案有 1 个或几个）

(1~4 题共用题干)

患者，女性，30 岁。昨起小便频急，涩痛而赤，腰酸，少腹胀痛，少寐，心烦，舌质红，苔黄，脉滑数。

1. 若患者小便淋漓出血不止，可先用何药以止血（　）。
   A. 黄柏、黄芩
   B. 侧柏叶、仙鹤草
   C. 黄芪、白术
   D. 赤芍、丹皮
   E. 熟地、当归

2. 该患者诊断为（　）。
   A. 淋证热淋
   B. 淋证气淋
   C. 淋证劳淋
   D. 淋证石淋
   E. 淋证血淋

3. 该病治当以何为法（　）。
   A. 健脾益肾
   B. 利尿疏导
   C. 清热利湿，通淋排石
   D. 清热利湿通淋
   E. 清热通淋，凉血止血

4. 小便频急、出血多、涩痛较甚者，可另吞服（　）。
   A. 丹皮、赤芍
   B. 白芍、甘草
   C. 参三七、琥珀粉
   D. 黄芪、白术
   E. 当归、鹿角胶

(5~10 题共用题干)

患者，女性，37 岁。有慢性结石性胆囊炎病史。近 3 周时有右胁胀痛，脘闷，纳差，曾自行煎服“柴胡疏肝散”，初服有效，继服无效。现右胁疼痛，痛连右肩胛，时发热，口干口苦，恶心，大便干结，小便短黄，舌红苔黄，脉弦滑。

5. 该患者应考虑为何病证（　）。
   A. 胁痛肝气郁结
   B. 胁痛湿热蕴结
   C. 胁痛瘀血停着
   D. 胁痛肝阴不足
   E. 胁痛胆腑蕴热
   F. 胁痛肝气乘脾

6. 该患者此时的治法应为下列哪种（　）。
   A. 疏肝理气
   B. 祛瘀通络
   C. 清热利湿
   D. 清热利胆
   E. 养阴柔肝
   F. 抑木扶土

7. 该患者可采用哪个方药加减（　）。
   A. 失笑散
   B. 旋覆花汤
   C. 清胆汤
   D. 黄连温胆汤
   E. 一贯煎
   F. 小柴胡汤

8. 该患者在辨证为上述证型时，应抓哪些主症（　）。
   A. 右胁疼痛，痛连右肩胛
   B. 口干口苦
   C. 纳差
   D. 舌红苔黄
   E. 大便干结

9. 该患者如出现黄疸，可加用哪些药物以退黄（　）。
A. 茵陈
B. 田基黄
C. 五味子
D. 虎杖
E. 鸡骨草

10. 此时的治法为（提示：经治疗，患者胁痛明显减轻，但时有右胁肋隐痛，遇劳多发，口干咽燥，目涩，舌红少苔，脉弦细数）（　）。
A. 疏肝利胆
B. 清热利湿
C. 活血化瘀
D. 益肾清肝
E. 养阴柔肝

（11~16 题共用题干）

患者，女性，19 岁。2 日前食海鲜后次日起咳嗽，喉间痰鸣，气促，不能平卧，咯痰黄稠，烦闷，汗出，面赤，口渴喜饮，舌质红，苔黄腻。以往经常有类似发作史 10 年余。

11. 该患者应考虑为何病证（　）。
A. 喘证痰热蕴肺
B. 哮病发作期，热哮痰热壅肺
C. 哮病发作期，表寒里热
D. 哮病发作期，痰气壅实
E. 哮病发作期，热盛伤阴

12. 该患者在辨为热哮证时应抓哪些主症（　）。
A. 喉间痰鸣
B. 汗出
C. 烦闷
D. 咯痰黄稠
E. 面赤
F. 口渴喜饮
G. 舌质红，苔黄腻
H. 脉滑数

13. 该患者此时的治法应为哪种（　）。
A. 清热化痰，养阴敛肺
B. 解表散寒，清热化痰
C. 清泻痰热
D. 清泻痰热，纳气定喘
E. 清热宣肺，化痰定喘

14. 目前该患者最宜采用哪个方药加减（　）。
A. 三子养亲汤合葶苈大枣泻肺汤
B. 二陈汤合三子养亲汤
C. 射干麻黄汤
D. 麻杏石膏汤
E. 苏子降气汤
F. 定喘汤

15. 若痰黄质稠，胶黏难咯，可加用以下哪几种药物（　）。
A. 知母
B. 陈皮
C. 鱼腥草
D. 海蛤壳
E. 贝母

16. 该患者在病情平稳后，在护理方面要注意的问题有（　）。
A. 注意血压、脉搏的变化
B. 注意休息，不能劳累
C. 避免情绪刺激
D. 顺应气候变化，注意增减衣服
E. 适当体育锻炼
F. 进食肉类与甜食以增加营养

(17~22 题共用题干)

患者，男性，66 岁。突发高热 3 天，腹痛剧烈，大便纯为鲜紫脓血，里急后重感明显，头痛，口渴，烦躁，舌质红绛，苔黄燥，脉滑数。

17. 该患者应诊断为何病证（ ）。
    A. 腹痛湿热壅滞证
    B. 肠痈热毒炽盛证
    C. 腹痛阳明腑实证
    D. 湿热痢
    E. 疫毒痢
    F. 肠痈湿热内蕴证

18. 该患者在辨为疫毒痢时，应抓住哪些主症（ ）。
    A. 突发高热 2 天
    B. 腹痛剧烈
    C. 大便纯为鲜紫脓血
    D. 脉滑数
    E. 舌质红绛，苔黄燥
    F. 烦躁

19. 该患者此时的治法应为（ ）。
    A. 兼以收涩
    B. 凉血止痢
    C. 分利小便
    D. 顾护胃气
    E. 清热解毒
    F. 解表清里

20. 目前该患者可采用何种方药加减治之（ ）。
    A. 桃花汤
    B. 葛根芩连汤
    C. 驻车丸
    D. 连理汤
    E. 芍药汤
    F. 白头翁汤

21. 此时的治疗可合用什么方药加减（ ）。
    A. 甘露消毒丹
    B. 清营汤
    C. 仙方活命饮
    D. 犀角地黄汤
    E. 葛根芩连汤
    F. 活人败毒散

22. 现患者病情危重，可用哪些药物急救（ ）。
    A. 醒脑静注射液
    B. 紫雪丹
    C. 安宫牛黄丸
    D. 生脉注射液
    E. 至宝丹
    F. 高丽参注射液

(23~28 题共用题干)

患者，女性，52 岁。因头痛 1 年多，加重 1 周来诊。患者 1 年前绝经后就出现头痛，痛无定处，精神抑郁，情绪容易波动，伴胸部满闷，不思饮食，眠差多梦。近 1 周来头痛加重，以胀痛为主，两侧为甚，夜间加重，心烦易怒，口苦，舌质暗红，苔薄黄，脉弦。

23. 目前该患者应考虑为何病证（ ）。
    A. 头痛，瘀血阻络，复感风热
    B. 头痛，肝气郁结，血行不畅
    C. 头痛，瘀血阻络，气行不畅
    D. 头痛，肝气郁结，郁而化热
    E. 头痛，肝阳偏亢，血行不畅

24. 此时该患者宜用哪几种治法（ ）。
    A. 疏散风热
    B. 清肝泻热
    C. 行气止痛
    D. 舒肝解郁
    E. 平肝潜阳
    F. 活血化瘀

25. 该患者可采用哪个方药加减治疗（　）。
A. 通窍活血汤
B. 柴胡疏肝汤
C. 芎芷石膏汤
D. 丹栀逍遥散
E. 天麻钩藤饮

26. 该患者应选的引经药为（　）。
A. 柴胡、川芎
B. 葛根、白芷
C. 羌活、蔓荆子
D. 藁本、吴茱萸
E. 苍术、细辛

27. 头痛辨证时首先要分清（　）。
A. 所属经络
B. 外感内伤
C. 疼痛性质
D. 病性虚实
E. 病情缓急

28. 头痛与真头痛鉴别时应主要抓住的症状要点有（　）。
A. 颈项强直
B. 发热
C. 眩晕
D. 神昏
E. 抽搐

（29~34 题共用题干）

患者，男性，48 岁。一年以来间断出现上腹部疼痛，呈烧灼感，伴口苦，经当地门诊服用清热制酸药物后症状无缓解，近 1 个月来疼痛隐隐而频繁，受寒及进食寒凉食物后明显，伴胃脘部喜温喜按，反酸，纳差，偶有恶心，大便时溏，舌淡苔白，脉缓弱。

29. 该患者目前当属何证（　）。
A. 胃痛肝气犯胃
B. 胃痛寒邪客胃
C. 胃痛饮食积滞
D. 腹痛脾胃虚寒
E. 胃痛脾胃虚寒
F. 腹痛湿热内蕴

30. 对于该患者的治疗方法，下列哪种为好（　）。
A. 理气和胃止痛
B. 祛邪止痛
C. 温中健脾止痛
D. 疏肝和胃止痛
E. 消导和中止痛

31. 该患者辨证脾胃虚寒的要点有（　）。
A. 病程较长
B. 舌淡，苔白
C. 曾服用清热之品
D. 腹部隐痛
E. 腹痛喜温喜按
F. 反酸
G. 大便时溏
H. 体质渐弱
I. 脉缓弱

32. 以何方加减治疗（　）。
A. 良附丸
B. 失笑散合丹参饮
C. 保和丸
D. 小建中汤
E. 理中汤
F. 藿香正气散
G. 黄芪建中汤

33. 下列哪些中成药适合该患者（　）。
A. 木香顺气丸
B. 香砂六君子丸

C. 归脾丸
D. 补中益气丸
E. 逍遥丸
F. 附子理中丸

34. 该患者治疗应注意（　）。
A. 遵循“通则不痛”原则
B. 以“温运脾阳”为通
C. 配合疏肝理气
D. 酌加清热之品
E. 酌加活血之品
F. 配合固涩止泻

（35~40 题共用题干）

患者，男性，55 岁。咳嗽、咳痰伴发热 1 周。患者 1 周前受凉后出现咳嗽，咳痰，色白，体温波动在 37.3~38℃，微恶寒，咽痛，无明显气促，无胸痛胸闷，行胸透检查未见异常，予泰利必妥、安溴索等治疗后无明显好转。现见症：咳嗽，咯痰色黄，质黏，咽痛，无明显恶寒，稍有发热，纳少，口干，舌红，苔黄稍腻，脉滑数。

35. 该患者考虑何病证（　）。
A. 感冒风寒袭表
B. 咳嗽风寒袭肺蕴里化热
C. 感冒表寒里热
D. 咳嗽风寒袭肺
E. 咳嗽风热袭肺
F. 咳嗽痰湿蕴肺久而化热
G. 感冒风热袭表

36. 该患者当前治法宜为（　）。
A. 宣通肺寒，宣通肺气
B. 疏风清热，宣肺化痰
C. 疏风清肺，润燥止咳
D. 健脾燥湿，化痰止咳
E. 清肺化痰，利咽止咳
F. 解表温里，温化痰饮
G. 滋阴润肺，化痰止咳

37. 该患者目前可用何方加减治疗（　）。
A. 桑白皮汤
B. 桑杏汤
C. 二陈汤
D. 止嗽散
E. 银翘散
F. 麻杏石甘汤
G. 泻白散

38. 鉴别该病为外感还是内伤咳嗽，要点有（　）。
A. 病程短，仅为 1 周
B. 起病急
C. 既往有无肺系疾病史
D. 未见疲乏等虚证表现
E. 治疗外感咳嗽以疏邪宣肺为主，内伤咳嗽以调理脏腑为主
F. 兼有寒热等表现

39. 目前该患者证型将如何变化（　）。
A. 外感风寒，邪袭肺卫
B. 外感寒邪未清，入里化热
C. 表证入里化热，与痰互结伤阴
D. 肺热伤阴，阴虚燥热
E. 外感寒邪，表证已清，里证热盛

40. 该患者治疗方面应注意哪些方面（　）。
A. 尽早使用收涩、镇咳之品
B. 使用发表辛散之品
C. 遵循“缓则治其本”原则
D. 加强健脾、养肺、补肾等
E. 以镇咳止咳为主，清热、化痰为辅
F. 咳甚时辅以适当镇咳止咳之品
G. 清热与化痰并重

（41～45 题共用题干）

患者，女性，57 岁。有尿血病史，近年来小便量逐渐减少，近日竟点滴而出，腰膝酸软，四肢不温，舌质淡，苔白，脉沉。

41. 该患者病位在哪个脏腑（　）。
A. 肾
B. 三焦
C. 膀胱
D. 脾
E. 肺

42. 该患者应选用的方剂为（　）。
A. 补中益气汤
B. 济生肾气丸
C. 参苓白术散
D. 左归丸
E. 右归丸

43. 治疗原则为（　）。
A. 补益正气
B. 急则治其标，缓则治其本
C. 治主当缓，治客当急
D. 驱除外邪
E. 三因制宜

44. 应选用哪两个方剂合用（　）。
A. 左归丸
B. 吴茱萸汤
C. 黄连温胆汤
D. 温脾汤
E. 无比山药丸

45. 该患者应注意哪些护理问题（　）。
A. 通大便
B. 多饮水
C. 观察神志
D. 绝对卧床
E. 给予优质蛋白营养

参考答案

一、单选题

1. A	2. D	3. E	4. D	5. E	6. D	7. D	8. C	9. D	10. A
11. C	12. D	13. B	14. D	15. E	16. B	17. A	18. D	19. C	20. E
21. C	22. A	23. C	24. B	25. E	26. B	27. B	28. C	29. E	30. A
31. B	32. E	33. C	34. D	35. D					

二、多选题

1. BC	2. AE	3. ACDE	4. ABCDE	5. ABCD
6. ABCDE	7. AE	8. CD	9. ABCD	10. BE
11. AE	12. ABCDE	13. ABCDE	14. BC	15. ABCDE
16. CE	17. ABCD	18. ADE	19. ABCDE	20. AD

三、案例分析题

1. B	2. E	3. E	4. C	5. E
6. D	7. C	8. ABDE	9. ABDE	10. E
11. B	12. ADEGH	13. E	14. F	15. ACDE
16. BCDE	17. E	18. ABCEF	19. BDE	20. EF
21. BD	22. ABCE	23. E	24. EF	25. E
26. A	27. B	28. ADE	29. E	30. C
31. BEI	32. G	33. BF	34. ABF	35. B
36. E	37. A	38. ABF	39. C	40. FG
41. C	42. B	43. C	44. CE	45. ACD

高级卫生专业技术资格考试用书
中医内科学模拟试卷（三）

中国协和医科大学出版社
北　京

模拟试卷（三）

一、单选题（以下每道考题有5个备选答案，请选择1个最佳答案）

1. 哮病发作期的病因病理关键为（ ）。
   A. 宿痰内伏于肺
   B. 外邪侵袭，触动伏痰
   C. 脏腑虚弱，气失所主
   D. 邪客于肺，气道不利
   E. 痰气相击，气道被阻

2. 患者头痛昏蒙，胸脘痞闷，呕恶痰涎，舌苔白腻，脉弦滑。其治方是（ ）。
   A. 温胆汤
   B. 半夏白术天麻汤
   C. 顺气导痰汤
   D. 苓桂术甘汤
   E. 二陈汤

3. 胁痛可选的治法为（ ）。
   A. 理气和胃止痛
   B. 调和脾胃止痛
   C. 养阴清热止痛
   D. 理气健脾止痛
   E. 疏肝理气止痛

4. 表虚自汗、易伤风邪者常用的方剂为（ ）。
   A. 加减葳蕤汤
   B. 补肺汤
   C. 防风汤
   D. 参苏饮
   E. 玉屏风散

5. 患者，83岁。咳喘病史40余年，现呼吸浅短难续，声低气怯，甚则张口抬肩，倚息不能平卧，咳嗽，痰白如沫，胸闷汗出，舌淡，脉沉细无力。此应诊为（ ）。
   A. 肺脾气虚
   B. 脾肾阳虚
   C. 肺肾气虚
   D. 肺肾阴虚
   E. 肺脾肾俱虚

6. 肺胀的病理因素，主要责之于（ ）。
   A. 肺肾两虚，气失摄纳
   B. 心肾阳虚，水气凌心
   C. 痰气交阻，伤及肺、脾、肾，本虚标实
   D. 痰浊水饮与血瘀互为影响，兼见同病
   E. 阴盛阳微，本虚标实

7. 项背强直，肢体酸重，筋脉拘急，胸脘痞闷，身热，渴不欲饮，溲短赤，苔黄腻，脉滑数。宜选用（ ）。
   A. 薏苡仁汤
   B. 五苓散
   C. 茵陈蒿汤
   D. 三仁汤
   E. 越婢加术汤

8. 精神失常有骂詈号叫、打人毁物，多考虑为（ ）。
   A. 癫证
   B. 厥证
   C. 痴呆
   D. 郁证

E. 狂证

9. 以下哪项不是湿热痢的主症（　）。
A. 神昏痉厥
B. 里急后重
C. 下痢赤白相杂
D. 肛门灼热
E. 腹痛

10. 若胁痛，胁肋下有癥块而正气未衰者，可用复元活血汤加下列哪组药（　）。
A. 青皮、陈皮、香附
B. 柴胡、枳壳、白芍
C. 三棱、莪术、地鳖虫
D. 元胡、川楝子、莪术、地鳖虫
E. 五灵脂、元胡、三七粉

11. 提出“凡有邪有滞而痞者，实痞也；无邪无滞而痞者，虚痞也”的医家是（　）。
A. 张仲景
B. 叶天士
C. 李士材
D. 张景岳
E. 朱丹溪

12. 血瘀发热的首选方为血府逐瘀汤，若除发热外肢体肿痛者可加（　）。
A. 当归、川芎
B. 地黄、桃仁
C. 柴胡、乳香
D. 秦艽、白薇
E. 丹参、郁金

13. 提出呃逆“治当降气化痰和胃为主，随其所感而用药”的治疗法则的是（　）。
A. 孙思邈
B. 陈无择
C. 张景岳
D. 李中梓
E. 秦景明

14. 久痢顽固不愈，症见寒热错杂者，可服（　）。
A. 开噤散
B. 连理汤
C. 玉枢丹
D. 桃花汤
E. 乌梅丸

15. 阳黄若患者体质差，病邪重，黄疸日益加深，迅速出现热毒炽盛症状而转为（　）。
A. 阴黄
B. 阳气衰竭
C. 积聚
D. 臌胀
E. 急黄

16. 以下为寒性腹痛的疼痛特点的是（　）。
A. 腹部胀痛，攻窜不定
B. 腹痛绵绵，时作时止
C. 腹部胀满，疼痛拒按
D. 饥则痛甚，得食稍减
E. 腹痛急暴，得温痛减

17. 患者，45 岁。近 1 个月以来感觉胸部刺痛，固定不移，晚上疼痛加重，时或心悸不宁，舌质暗紫，脉象沉涩。辨证应当属于（　）。
A. 阴寒凝滞
B. 痰浊闭阻
C. 心肾阴虚
D. 痰热中阻

E. 心血瘀阻

18. 全身浮肿，下肢尤甚，小便短少，心悸目眩，畏寒肢冷，苔白脉沉滑。属于（ ）。
A. 脾阳虚衰
B. 水湿内停
C. 阴阳两虚
D. 肾阴不足
E. 肾虚水泛

19. 心血瘀阻所致之心悸，治宜选用（ ）。
A. 丹参饮
B. 血府逐瘀汤
C. 桃仁红花煎
D. 桃红四物汤
E. 通幽汤

20. 肝肾阴虚、风阳上扰型中风的治法为（ ）。
A. 祛风通络，养血和营
B. 辛凉开窍，清肝息风
C. 益气回阳，扶正固脱
D. 辛温开窍，豁痰息风
E. 育阴潜阳，镇肝息风

21. 除以下哪项外，均为眩晕之致病因素（ ）。
A. 肝阳上亢
B. 气血亏虚
C. 寒邪阻窍
D. 肾精不足
E. 痰湿中阻

22. 患者，男性，38岁。平日性情急躁易怒，近日因工作不顺致失眠，不思饮食，口渴喜饮，口苦目赤，小便黄，大便秘结，舌红苔黄，脉弦数。其最佳治疗方剂为（ ）。
A. 柴胡疏肝散
B. 黄连温胆汤
C. 丹栀逍遥散
D. 滋水清肝饮
E. 龙胆泻肝汤

23. 正式提出遗精和梦遗名称的著作为（ ）。
A.《金匮要略》
B.《普济本事方》
C.《济生方》
D.《诸病源候论》
E.《证治准绳》

24. 气滞血瘀所导致的胸胁刺痛、日久不愈者，宜选用（ ）。
A. 柴胡疏肝散
B. 逍遥散
C. 一贯煎
D. 复元活血汤
E. 血府逐瘀汤

25. 肺实证而出现咳呛气逆属肝火犯肺时，应选用的方法为（ ）。
A. 泻木清金法
B. 提壶揭盖法
C. 泻南补北法
D. 培土生金法
E. 泻火补土法

26. 痉证病机通常认为是（ ）。
A. 阴虚燥热，风阳妄动
B. 阴虚血少，筋脉不得濡养
C. 外邪壅滞脉络，气血不畅
D. 气滞血瘀，筋脉阻滞
E. 以上都不是

27.《景岳全书》认为：治遗精之法，……相火盛者，当（　）。
A. 配用阴柔之品
B. 用血肉有情之品
C. 壮水滋阴
D. 用温润之品
E. 以上都不是

28. 患者心痛彻背，背痛彻心，痛剧而无休止，喘息不得卧，身寒肢冷，舌苔白，脉沉紧。治疗主方是（　）。
A. 瓜蒌薤白半夏汤
B. 参附汤
C. 血府逐瘀汤
D. 瓜蒌薤白白酒汤
E. 乌头赤石脂汤合苏合香丸

29. 外感咳嗽初起，最易“闭门留寇”的为哪类药（　）。
A. 苦寒药
B. 温补药
C. 通下药
D. 镇咳药
E. 收涩药

30. “真心痛，手足青至节，心痛甚，旦发夕死，夕发旦死。”此语出自（　）。
A.《难经》
B.《素问》
C.《伤寒论》
D.《金匮要略》
E.《灵枢》

31. 腹中气聚，攻窜作痛，时聚时散，脘胁之间时或不适，苔薄，脉弦。证属（　）。
A. 瘀血内结型积证
B. 正虚瘀结型积证
C. 肝气郁滞型聚证
D. 食滞痰阻型聚证
E. 以上都不是

32. 以下对阴虚内热型内伤发热，临床诊断最有意义的是（　）。
A. 午后发热
B. 夜间发热
C. 骨蒸潮热，手足心热
D. 发热而形寒怯冷
E. 时觉身热心烦

33. “病痰饮者，当以温药和之”出自于（　）。
A.《伤寒论》
B.《金匮要略》
C.《景岳全书》
D.《济生方》
E.《医学正传》

34. 寒凝厥阴之肝系病，见少腹冷痛及寒疝，可用的方剂为（　）。
A. 金匮肾气丸
B. 桂枝茯苓丸
C. 通瘀煎
D. 暖肝煎
E. 沉香散

35. 患者头痛连及项背，常有拘急收紧感，或伴恶风畏寒，遇风尤剧，口不渴，苔薄白，脉浮紧。用何方治疗为宜（　）。
A. 半夏白术天麻汤
B. 天麻钩藤饮
C. 羌活胜湿汤
D. 芎芷石膏汤
E. 川芎茶调散

二、多选题（以下每道考题有5个备选答案，每题至少有2个正确答案）

1. 虫证的主要病因为（　）。
   A. 肝胃不和
   B. 脾胃不和
   C. 饮食不节
   D. 气血亏虚
   E. 外感六淫

2. 归脾汤治疗心悸的主要适应证为（　）。
   A. 心悸气短
   B. 面色少华
   C. 胸闷痞满
   D. 头晕目眩
   E. 心烦失眠

3. 以下可引起胃脘痛的有（　）。
   A. 外邪犯胃
   B. 饮食伤胃
   C. 久病年老
   D. 情志不畅
   E. 素体脾虚

4. 加味二妙散主治之痿病主要见以下哪些症状（　）。
   A. 面浮不华、气短、神疲乏力、小便短赤
   B. 发热、胸脘痞闷
   C. 食少纳呆、腹胀便溏、眩晕耳鸣
   D. 四肢痿软、身体困重
   E. 舌红体大苔黄腻，脉细数而濡

5. 痰热内扰型不寐的诊断依据是（　）。
   A. 心烦不寐
   B. 痰多胸闷
   C. 口干津少
   D. 苔腻而黄
   E. 头重目眩

6. 被后世称是“金元四大家”的为（　）。
   A. 张景岳
   B. 张从正
   C. 李东垣
   D. 刘完素
   E. 朱丹溪

7. 癫狂的病因以何为主（　）。
   A. 风
   B. 痰
   C. 瘀
   D. 气
   E. 火

8. 心悸实证常见证型为（　）。
   A. 寒凝心脉
   B. 肝火扰心
   C. 水气凌心
   D. 瘀阻心脉
   E. 痰火扰心

9. 痫证神机受累引起元神失控、意识丧失，重者可见（　）。
   A. 突然仆倒，昏不知人
   B. 两目上视，口吐涎沫
   C. 四肢抽搐，项背强直
   D. 发则怪叫，移时苏醒
   E. 二便失禁

10. 呕吐的辨证要点包括（　）。
    A. 辨可吐与止呕
    B. 辨呕吐物
    C. 辨在气与在血
    D. 辨可下与禁下
    E. 辨虚实

11. 胁痛如刺，痛处不移，胁肋下触及肿块，舌质紫暗，脉沉涩。治疗方宜用（　）。
A. 复元活血汤
B. 柴胡疏肝散
C. 鳖甲煎丸
D. 旋覆花汤加减
E. 金铃子散

12. 关于血证的辨治，下列哪些正确（　）。
A. 治宜止血、祛瘀、宁血、补虚
B. 宜辨证候之虚实
C. 宜辨不同脏腑
D. 宜辨病位的不同
E. 宜辨外感六淫之不同

13. 属于化积丸的药物组成有（　）。
A. 当归、川芎、桃仁
B. 三棱、莪术、阿魏
C. 海浮石、香附、雄黄
D. 槟榔、苏木、瓦楞子、五灵脂
E. 鳖甲、龟板、代赭石

14. 有关噎膈与梅核气，不正确的有（　）。
A. 均有吞咽困难
B. 均有食入即吐
C. 梅核气系气逆痰阻于咽喉
D. 噎膈为有形之物瘀阻于食道
E. 噎膈为无形之邪

15. 虚劳的辨证要点有（　）。
A. 辨病情轻重
B. 辨寒热
C. 辨有无兼杂病证
D. 辨别五脏气血阴阳亏虚
E. 辨病程长短

16. 以下哪些证候的出现提示为逆证（　）。
A. 溃后音哑无力
B. 腥臭异常
C. 脓血如败卤
D. 胸胁稍痛
E. 身热不退

17. 肺痿的病因可分以下哪些方面（　）。
A. 肝气犯肺
B. 疫毒伤肺
C. 误治津伤
D. 外邪袭肺
E. 久病损伤

18. 寒湿阻滞型黄疸的主症包括（　）。
A. 黄色晦暗
B. 头重身困酸痛
C. 小便不黄
D. 心悸气短
E. 脉濡缓

19. 癃闭辨证为脾肾两亏，宜选用（　）。
A. 香茸丸
B. 春泽汤
C. 补阴益气煎
D. 济生肾气丸
E. 补中益气汤

20. 大肠癌的诊断依据为（　）。
A. 原因不明的贫血或体重减轻
B. 无明显诱因的排便习惯改变
C. 便带脓血、黏液或血便，而无痢疾、肠炎等病史
D. 结肠部位出现肿块
E. 近期出现持续性腹部不适、隐痛、胀气，治疗不缓解

三、案例分析题（每个案例至少有3个提问，每个提问有多个备选答案，其中正确答案有1个或几个）

（1~6题共用题干）

患者，男性，72岁。有吸烟史近40余年，近4年来时有气喘，呼多吸少，动则更甚，咳嗽，胸闷，形体消瘦，肢冷，曾多次住院治疗。1天前受凉后症状复发，今日晚上病情突然加重，气喘，张口抬肩，鼻翼煽动，端坐不能平卧，稍动则喘剧欲绝，心悸，烦躁，面青唇紫，汗出如珠，下肢浮肿，舌质淡而无华，少苔，脉浮大无根。

1. 该患者应考虑为何病证（　）。
   A. 喘证肺肾气虚，气失摄纳
   B. 喘脱肺肾亏虚，气阴两竭
   C. 喘脱真阴衰竭，阴不敛阳
   D. 喘证阳虚水泛，水凌心肺
   E. 喘脱肺气欲竭，心肾阳虚

2. 该患者在辨为喘脱时，应抓住的主症有（　）。
   A. 病情突然加重
   B. 舌质淡而无华，少苔
   C. 心悸，烦躁
   D. 面青唇紫
   E. 汗出如珠
   F. 下肢浮肿
   G. 气喘加重，张口抬肩，鼻翼煽动，端坐不能平卧
   H. 脉浮大无根

3. 该患者此时的治法应为哪几种（　）。
   A. 益肺补肾，纳气定喘
   B. 温阳利水，泻壅平喘
   C. 补气益阴，敛汗固脱
   D. 扶阳固脱，镇摄肾气
   E. 滋阴纳气，佐以活血

4. 现患者病情危重，可用哪些药物进行急救（　）。
   A. 参附注射液
   B. 黑锡丹
   C. 安宫牛黄丸
   D. 高丽参注射液
   E. 七味都气丸
   F. 生脉注射液

5. 目前该患者最宜采用哪个方药加减治之（　）。
   A. 金匮肾气丸合参蛤散
   B. 七味都气丸合生脉散
   C. 生脉散合补肺汤
   D. 苏子降气汤
   E. 真武汤合葶苈大枣泻肺汤
   F. 参附汤合黑锡丹

6. 若汗多不敛，可加用哪几种药物（　）。
   A. 龙骨
   B. 肉桂
   C. 磁石
   D. 附子
   E. 干姜
   F. 牡蛎

（7~12题共用题干）

患者，男性，64岁。5天前外地出差归来后，出现左下腹疼痛，腹泻，黏液脓血便，里急后重，肛门灼热，自服用盐酸小檗碱后症状反复。今日病情突然急剧加重，神志昏蒙，四肢厥冷，高热，体温持续39℃，大便失禁，痢下鲜紫脓血，呕吐，舌质红绛，脉微欲绝。

7. 该患者应考虑为何病证（　）。
   A. 湿热痢
   B. 阴虚痢

C. 痢疾，热盛伤阴
D. 噤口痢，疫毒内盛
E. 疫毒痢，热入心营

8. 该患者在辨为疫毒痢、内陷心营时，应抓哪些主症（　）。
A. 呕吐
B. 四肢厥冷
C. 高热
D. 大便失禁，痢下鲜紫脓血
E. 神志昏蒙
F. 舌质红绛
G. 脉微欲绝
H. 病情突然急剧加重

9. 该患者此时的治法应有哪几种（　）。
A. 清热解毒，凉血化瘀
B. 清热解毒，调气行血
C. 清热化湿，芳香开窍
D. 清热解毒，和胃降逆
E. 清热解毒，凉血开窍

10. 现患者病情危重，可用哪些药物进行急救（　）。
A. 神犀丹
B. 紫雪丹
C. 安宫牛黄丸
D. 苏合香丸
E. 参附注射液
F. 至宝丹

11. 目前该患者可采用哪种方药加减治之（　）。
A. 白头翁汤合神犀丹
B. 芍药汤合白头翁汤
C. 参附汤
D. 黄连解毒汤
E. 生脉散
F. 白头翁汤合犀角地黄汤

12. 痢疾流行时，防护措施有（　）。
A. 注意饮食卫生
B. 食用生大蒜
C. 马齿苋、绿豆煮汤常服
D. 顺应气候变化，注意增减衣服
E. 适当体育锻炼
F. 隔离和治疗患者

（13～18 题共用题干）

患者，男性，36 岁。近 3 个月来呛咳气急，痰少质黏，反复咯血，量多色鲜，并见五心烦热，心烦口渴，潮热，盗汗量多，3 个月来体重减轻近 3kg，舌质红绛而干，苔薄黄，有剥苔，脉细数。胸片提示：左上肺浸润性肺结核。

13. 该患者应考虑为何病（　）。
A. 咳嗽肺阴亏耗证
B. 肺痨肺阴亏损证
C. 咳血肝火犯肺证
D. 肺痨气阴耗伤证
E. 咳血阴虚肺热证
F. 肺痨阴虚火旺证

14. 该患者应考虑为何证（　）。
A. 肺阴亏耗证
B. 肝火犯肺证
C. 气阴耗伤证
D. 阴虚火旺证
E. 阴阳两虚证
F. 阴虚肺热证

15. 目前该患者可采用哪几个方药加减治疗（　）。
A. 秦艽鳖甲散
B. 百合固金汤
C. 月华丸

D. 一贯煎
E. 保真汤
F. 龙胆泻肝汤
G. 十灰散

16. 如果患者咯痰量多色黄稠，可加用下列哪些药物（　）。
A. 桑白皮
B. 白芥子
C. 鱼腥草
D. 半夏
E. 麻黄
F. 海蛤壳

17. 该患者的治法应是（　）。
A. 补益肺肾，滋阴降火
B. 滋阴润肺，降火止血
C. 滋阴润肺，清热杀虫
D. 益气养阴润肺，杀虫
E. 养阴清热，润肺止咳
F. 治痨杀虫

18. 该患者在护理方面要注意的问题有（　）。
A. 可进食百合、牛奶、枇杷
B. 应安静卧床休息
C. 禁恼怒
D. 应避免剧烈咳嗽
E. 房间注意通风，阳光充足
F. 应隔离治疗

(19~25 题共用题干)

患者，男性，70 岁。因“腹泻 2 天”前来就诊。近 10 年来，常因稍进油腻食物即感腹痛，大便溏稀，夹有未消化食物，脘腹胀闷不舒，面色萎黄，神疲乏力，四肢倦怠。前天因饮酒，腹泻加重，泻下急迫，肛门灼热，大便夹黏液。自服补脾益肠丸，腹痛肛门灼热加重，而来我院就诊。查体：心肺正常，腹平软，脐腹压痛，肠鸣音活跃，12 次/分，舌质淡红，苔黄腻，脉濡细无力。

19. 该患者应该考虑为何证（　）。
A. 寒湿泄泻证
B. 湿热泄泻证
C. 伤食泄泻证
D. 脾虚夹有湿热证
E. 脾虚泄泻证
F. 阴虚肺热证

20. 此时辨证治疗该患者，当首选以下何方为主方进行加减化裁（　）。
A. 参苓白术散
B. 藿香正气散
C. 四神丸
D. 痛泻要方
E. 保和丸
F. 葛根芩连汤

21. 如果该患者辨证为脾虚泄泻，当忌用以下哪些药物（　）。
A. 牛蒡子
B. 知母
C. 槟榔
D. 栀子
E. 白术
F. 肉豆蔻
G. 诃子

22. 大肠湿热证的主要症状有（　）。
A. 身目发黄
B. 里急后重，肛门灼热
C. 脘痞呕吐
D. 小便赤涩灼痛
E. 完谷不化

23. 大肠湿热证的大便改变有哪些情况（　）。
A. 下利脓血
B. 暴注下泻，色黄而臭
C. 大便干燥秘结
D. 泻下酸腐臭秽
E. 完谷不化

24. 泄泻的病因有哪些（　）。
A. 感受外邪
B. 饮食所伤
C. 肾阳虚衰
D. 脾胃虚弱
E. 情志失调

25. 治疗泄泻，“利小便以实大便”的理论依据为（　）。
A. 肾司二便，故利小便即可以实大便
B. 中气不足，溲便为之变，故二便相关
C. 淡渗利水，则脾阳得健而大便实
D. 利小便的药物本身具有止泻作用
E. 二便之源均来自小肠的泌别清浊

（26~31 题共用题干）

患者，男性，25 岁。3 天前淋雨后出现头痛，恶寒，鼻塞，咳嗽，少许白痰，自服用维 C 银翘片后头痛、恶寒和鼻塞症状减轻。今日晨起咳嗽明显加重，咯吐黄稠痰，痰中少许腥味，胸闷，咳时引痛，体温 38.5℃，口干，大便 2 日未解，舌质红，舌苔黄腻，脉滑数。

26. 该患者应考虑为何病证（　）。
A. 咳嗽风热犯肺
B. 咳嗽热毒蕴肺
C. 咳嗽风寒袭肺
D. 咳嗽风燥伤肺
E. 咳嗽痰热郁肺

27. 该患者在辨为咳嗽痰热郁肺时，应抓的主症有（　）。
A. 咳嗽
B. 黄稠痰
C. 发热
D. 脉滑数
E. 口干
F. 舌苔黄腻
G. 胸闷胸痛

28. 该患者此时的治法应为（　）。
A. 疏风清热，宣肺止咳
B. 清肺养阴，佐以通腑
C. 清肺解毒，化瘀消痈
D. 清肺泻肝，化痰止咳
E. 清热化痰，肃肺止咳

29. 目前该患者可采用何种方药加减治之（　）。
A. 二陈汤、三子养亲汤
B. 桑菊饮、二陈汤
C. 黛蛤散合黄芩泻白散
D. 清金化痰汤
E. 千金苇茎汤

30. 如咯痰如脓或腥臭，常加用下列哪几种药物（　）。
A. 鱼腥草
B. 金荞麦根
C. 薏苡仁
D. 冬瓜仁
E. 芦根
F. 知母
G. 桔梗

31. 患者此时应当选用哪个方药加减治之（　）。
A. 桔梗杏仁煎
B. 千金苇茎汤合如金解毒散

C. 加味桔梗汤

D. 泻白散

E. 千金苇茎汤

(32~36 题共用题干)

患者，男性，72 岁。平素时头晕头痛，今日晚上 7 时与家人争吵时突然昏仆，不省人事，牙关紧闭，口噤不开，左侧肢体无力，面红，口臭，烦躁，喉间痰鸣，脉弦数。

32. 该患者应考虑为何病证（　）。

A. 中风中脏腑，风火闭窍

B. 中风中脏腑，痰湿蒙窍

C. 中风中脏腑，阴虚阳亢

D. 中风中脏腑，元气衰败

E. 中风中脏腑，痰火闭窍

F. 中风中脏腑，风痰阻络

33. 该患者在辨为阳闭证时，应抓的主症有（　）。

A. 突然昏仆，不省人事

B. 牙关紧闭

C. 口噤不开

D. 喉间痰鸣

E. 面红

F. 口臭

G. 烦躁

H. 左侧肢体无力

I. 脉弦数

34. 该患者此时的治法应是（　）。

A. 化痰息风通络

B. 豁痰息风，芳香开窍

C. 滋阴潜阳，息风通络

D. 清热涤痰，醒神开窍

E. 平肝潜阳，清热化痰

F. 益气回阳，扶正固脱

35. 现患者病情危重，可用哪些药物急救（　）。

A. 至宝丹

B. 安宫牛黄丸

C. 苏合香丸

D. 参麦注射液

E. 解语丹

F. 清开灵注射液

36. 目前该患者可采用哪个方药加减治之（　）。

A. 鼻饲安宫牛黄丸和羚羊角汤

B. 鼻饲苏合香丸和羚羊角汤

C. 鼻饲至宝丹和羚羊角汤

D. 鼻饲天麻钩藤饮

E. 鼻饲镇肝熄风汤

F. 鼻饲涤痰汤和苏合香丸

(37~40 题共用题干)

患者，男性，72 岁。有长期吸烟史，反复咳嗽 20 年，气促 10 年余年，加重伴肢肿 5 天。其咳嗽每遇寒即发，每年超过 3 个月，近 10 年逐渐出现气促，现上 2 层楼即感气促、胸闷，5 天前因受凉咳嗽、气促等症加重，吐痰量多，色白多沫，甚则不能平卧，伴有畏寒，双下肢水肿，面目浮肿，心悸胸闷，纳呆，舌淡苔白滑，脉弦而紧。

37. 该患者应考虑为何种病证（　）。

A. 咳嗽风寒袭肺

B. 咳嗽痰湿蕴肺

C. 咳嗽痰热蕴肺

D. 肺胀发作期痰湿蕴肺

E. 肺胀缓解期肺肾气虚

F. 肺胀发作期阳虚水泛

38. 该患者目前主病之脏有（　）。

A. 心

B. 脾

C. 肺
D. 肝
E. 肾

39. 该患者治法可选择哪些（　）。
A. 祛痰止咳，降气平喘
B. 温肺散寒，化饮降逆
C. 温肺散寒，豁痰利窍
D. 辛温解表，化痰止咳
E. 温运脾肾，通阳化饮

40. 目前该患者应采用何方药加减治之（　）。
A. 三子养亲汤
B. 苏子降气汤
C. 六君子汤
D. 真武汤合五苓散
E. 涤痰汤
F. 小青龙汤

（41～45 题共用题干）

患者，女性，55 岁。有乙肝病史 20 余年，平素性情急躁，时有上腹部疼痛。近 2 日解柏油样大便，每日 2～3 次，伴口苦心烦，自行服用“三九胃泰”。今日上午与他人争吵中突呕出大量鲜血，共呕血 3 次，每次 250～400ml，渐意识模糊，处于嗜睡状态，面色苍白，四肢厥冷，汗出如油，脉微。

41. 该患者应考虑为何病证（　）。
A. 血证肝火犯胃
B. 血证气虚血溢
C. 血证胃热壅盛
D. 血证气虚不摄
E. 血证气随血脱
F. 血证脾胃虚寒

42. 该患者此时的治法应为哪几种（　）。
A. 清胃泻火，化瘀止血
B. 泻肝清胃，凉血止血
C. 健脾益气，摄血
D. 健脾温中，养血止血
E. 滋阴降火，凉血止血
F. 益气固脱

43. 现患者病情危重，可用急救药物有（　）。
A. 参附注射液
B. 独参汤
C. 清开灵注射液
D. 生脉注射液
E. 高丽参注射液

44. 目前该患者可采用哪个方药加减治之（　）。
A. 独参汤
B. 龙胆泻心汤合十灰散
C. 归脾汤
D. 泻心汤合十灰散
E. 参附汤
F. 柏叶汤

45. 临床治疗吐血，常用下列哪些药物或成药（　）。
A. 大黄
B. 小蓟
C. 三七
D. 云南白药
E. 白及
F. 黄芩

参考答案

一、单选题

1. E	2. B	3. E	4. E	5. C	6. D	7. D	8. E	9. A	10. C
11. D	12. E	13. D	14. E	15. E	16. E	17. E	18. E	19. C	20. E
21. C	22. E	23. B	24. E	25. A	26. B	27. C	28. E	29. E	30. E
31. C	32. C	33. B	34. D	35. E					

二、多选题

1. BC	2. ABD	3. ABDE	4. BDE	5. ABDE
6. BCDE	7. BCDE	8. CDE	9. ABCDE	10. ABDE
11. ACD	12. ABCD	13. BCD	14. ABE	15. CD
16. ABCE	17. CE	18. ABE	19. ABCDE	20. ABCDE

三、案例分析题

1. E	2. ACEGH	3. AD	4. ABD	5. F
6. AF	7. E	8. BCDEFGH	9. E	10. ABCF
11. AF	12. ABCF	13. F	14. D	15. ABG
16. ACF	17. AF	18. ABCDEF	19. D	20. AF
21. ABCD	22. B	23. AB	24. ABCDE	25. E
26. E	27. ABCDEF	28. E	29. D	30. ABCDEG
31. C	32. E	33. ABCDEFGI	34. D	35. ABF
36. AC	37. F	38. ABCE	39. E	40. D
41. E	42. F	43. ABDE	44. AE	45. ABCDE

高级卫生专业技术资格考试用书
中医内科学模拟试卷（四）

中国协和医科大学出版社
北　京

模拟试卷（四）

一、单选题（以下每道考题有5个备选答案，请选择1个最佳答案）

1. 下列哪项为寒凝心脉型胸痛的主要特征（　）。
   A. 胸痛灼热，烦闷不适
   B. 胸痛彻背，感寒痛甚
   C. 胸部刺痛，固定不移
   D. 胸痛咳喘，烦闷发热
   E. 胸中闷痛，心悸不宁

2. 肝胆湿热型胁痛的特点是（　）。
   A. 刺痛，痛有定所
   B. 隐痛，其痛绵绵
   C. 以胀痛为主，疼痛游走无定
   D. 疼痛剧烈，伴有口苦苔黄
   E. 以上均不是

3. 治疗气机郁滞型呃逆当用（　）。
   A. 沉香散
   B. 丁香散
   C. 五磨饮子
   D. 丁香透膈散
   E. 苏子降气汤

4. 脘腹痞满，闷塞不舒，胸膈满闷，头重如裹，头晕目眩，咳嗽痰多，身重肢倦，恶心呕吐，不思饮食，口淡不渴，小便不利，舌体胖大，边有齿痕，苔白厚腻，脉沉滑。对此证的最佳治法是（　）。
   A. 温补脾肾，化气利水
   B. 健脾化湿，化痰止咳
   C. 降逆和胃，行气消痞
   D. 除湿化痰，理气宽中
   E. 芳香化湿，和中止呕

5. 患者大便干或不干，排出艰涩困难，小便清长，面色淡白或时作眩晕，四肢不温，腹中冷痛，得热则减，腰膝冷痛，舌淡苔白，脉沉迟。其治法是（　）。
   A. 温阳通便
   B. 补气润肠
   C. 滋阴通便
   D. 顺气导滞
   E. 养血润燥

6. 患者，女性，28岁。产后2个月，分娩过程中失血较多。现症见虚烦不寐，心悸健忘，神疲倦怠，面色少华，纳呆，舌淡，脉细弱。本病应辨证是（　）。
   A. 阴虚火旺
   B. 心胆气虚
   C. 肝气郁结
   D. 心阳不足
   E. 心脾两虚

7. 颤震的风阳内动证的治法是（　）。
   A. 活血化瘀，息风定颤
   B. 清热、化痰、息风
   C. 填精益髓
   D. 补益气血，息风定颤
   E. 育阴潜阳

8. 左侧胸部刺痛，固定不移，入夜尤甚，心悸不宁，舌质紫黯，脉沉涩，治疗宜选用（　）。
   A. 通窍活血汤
   B. 桃仁红花煎

C. 膈下逐瘀汤
D. 血府逐瘀汤
E. 桃红四物

9. 胃痛发病的病机为（　）。
A. 气虚
B. 气怯
C. 气陷
D. 气滞
E. 气逆

10. 患者，男性，54 岁。患慢性肝炎 5 年，近日常感两胁胀痛，心烦易怒，食少，腹胀便稀，舌淡苔白，脉弦缓。临床辨证是（　）。
A. 肝胃不和证
B. 肝气郁结证
C. 肝脾不调证
D. 脾阳虚证
E. 脾气虚证

11. 患者，女性，46 岁。呼吸急促，喉中哮鸣有声，胸膈满闷如塞，咳不甚，痰少咯吐不爽，白色黏痰，口不渴，天冷或遇寒而发，形寒畏冷，伴有喷嚏，恶寒，流涕等表寒证，舌苔白滑，脉浮紧。治疗此证代表方剂有（　）。
A. 定喘汤
B. 大青龙汤
C. 苏子降气汤
D. 三子养亲汤
E. 射干麻黄汤

12. 大便时溏时泄，稍进油腻之物，则大便次数增多，饮食减少，食后脘闷不舒，面色萎黄，肢倦乏力，舌淡苔白，脉细弱。治法是（　）。
A. 健脾益气
B. 固涩止泻
C. 温肾健脾
D. 益气升清
E. 补中益气

13. 以下不是肺胀后期所出现的病证是（　）。
A. 水肿
B. 心悸
C. 悬饮
D. 臌胀
E. 消渴

14. 与内伤咳嗽不十分密切的脏腑是（　）。
A. 肺
B. 肝
C. 心
D. 脾
E. 肾

15. 患者，男性，35 岁。CT 检查诊为肺癌，症见咳嗽不畅，胸痛有定处，如锥刺，咯痰带血丝，口唇暗红，舌质暗，脉弦细。治疗首选（　）。
A. 桃红四物汤
B. 沙参麦冬汤合五味消毒饮
C. 陈夏六君子汤
D. 二陈汤合瓜蒌薤白半夏汤
E. 生脉饮

16. 患者，女性，60 岁。小便后余沥不尽 3 年，伴腰膝冷痛，畏寒肢冷，舌淡苔白，脉沉迟无力。中医辨证是（　）。
A. 肾不纳气证
B. 肾阳衰惫证
C. 肾气不固证
D. 膀胱湿热证
E. 肾精不足证

17. 以下选项中属于“实则泻其子”治则的治疗是（　）。

A. 肝火旺泻心火

B. 肝火旺泻脾

C. 肝火旺泻脾火

D. 肺热旺泻大肠

E. 肝火旺泻肺

18. 治疗偏头痛发作首选的药物应是（　）。

A. 苯噻啶

B. 普萘洛尔

C. 硝苯地平

D. 咖啡因麦角胺

E. 甲基麦角醇丁醇酰胺

19. 患者，男性，37 岁。婚后 6 年没有生育，配偶检查正常。经化验确诊为“精子数量少”，性生活基本正常，偶有腰酸乏力，舌淡红，脉沉缓。辨证是（　）。

A. 肾气不固

B. 肾精不足

C. 肾阳虚

D. 肾阴虚

E. 肾不纳气

20. 根据病因，最早将痹证分为行痹、痛痹、着痹的医著是（　）。

A. 《伤寒论》

B. 《内经》

C. 《金匮要略》

D. 《外台秘要》

E. 《济生方》

21. 左颧面部疔疮，根深坚硬，形如钉丁状，红肿灼痛，伴发热，恶寒，口渴，呕恶，头痛，便秘，溲赤等全身症状，舌红苔腻，脉滑数。其治法是（　）。

A. 和营消肿

B. 清热凉血

C. 清热解毒

D. 和营托毒

E. 清热消肿

22. 患者，男性，14 岁。昨夜起发热，体温 38.5℃，微恶寒，口干微渴，头痛，汗出，咳嗽，痰黏稠，咽喉红肿疼痛，舌边尖红，脉浮数。临床辨证是（　）。

A. 表热证

B. 半表半里证

C. 表虚证

D. 表寒证

E. 风寒束肺

23. 痉证的治疗方法是（　）。

A. 固卫止汗

B. 调和脏腑

C. 活血通络

D. 滋阴养血

E. 开闭固脱

24. 患者突然昏倒，不省人事，面白唇暗，瘫软肢冷，痰涎壅盛，舌暗淡，苔白腻，脉沉缓。最佳选方为（　）。

A. 星蒌承气汤

B. 补阳还五汤

C. 镇肝熄风汤

D. 礞石滚痰丸

E. 涤痰汤合苏合香丸

25. 金匮肾气丸在治疗内伤发热中的意义在于（　）。

A. 壮水制火

B. 引火归元

C. 补肾壮阳

D. 补火生土

E. 益火消阴

26. 肥胖，多食，消谷善饥，脘腹胀满，心烦头昏，面色红润，口干口苦，胃脘灼痛嘈杂，得食则缓，苔厚腻，脉弦滑。辨证应属（　）。

A. 胃热滞脾证

B. 脾肾阳虚证

C. 脾虚不运证

D. 痰湿内盛证

E. 气虚血瘀证

27. 患者，女性，40 岁。下痢赤白黏冻 3 个月余，白多赤少，伴腹痛，里急后重，脘腹饱胀，头身困重，舌淡苔白腻，脉濡缓。粪便镜检：白细胞 30～40 个/高倍视野。其证型是（　）。

A. 阴虚痢

B. 寒湿痢

C. 湿热痢

D. 虚寒痢

E. 休息痢

28. 患者，男性，65 岁。蒸蒸汗出，汗液易使衣服黄染，面赤烘热，但热势不盛，烦躁，口苦不显著，舌苔薄黄，小便色黄，脉象弦数，治疗首选方是（　）。

A. 茵陈蒿汤

B. 六妙丸

C. 龙胆泻肝汤

D. 四妙丸

E. 黄龙汤

29. 恶寒重，发热轻，四肢欠温，汗出恶寒更甚，关节疼痛，头痛，面白，语声低微，舌质淡胖，苔白，脉浮大无根，方选（　）。

A. 麻黄汤

B. 荆防败毒散

C. 参苏饮

D. 桂枝加附子汤

E. 麻黄附子细辛汤

30. 以下治法符合五行相生规律的是（　）。

A. 抑木扶土

B. 培土制水

C. 滋水涵木

D. 佐金平木

E. 泻南补北

31. 风寒袭肺喘证，表寒未解，里热又现，症见喘逆上气，息粗鼻煽，咯痰黏稠，伴恶寒发热，有汗，烦热口渴，苔薄白，中心黄，脉浮数。治疗宜选（　）。

A. 麻杏石甘汤

B. 大青龙汤

C. 小青龙汤

D. 定喘汤

E. 麻黄汤

32. 患者，女性，45 岁。突发呼吸困难 4 小时。神志清楚，两肺广泛哮鸣音。血 pH 7.47，$PaCO_2$ 30mmHg，PaO_2 75mmHg，BE 3mmol/L。患者可能出现（　）。

A. 代偿性呼吸性酸中毒

B. 失代偿性呼吸性酸中毒

C. 代偿性呼吸性碱中毒

D. 失代偿性呼吸性碱中毒

E. 代谢性碱中毒

33. 患者，女性，27 岁。近十余天来每于隔日下午 3 时发病，病起先有呵欠、乏力，继则寒战、鼓颔，肢体酸痛，寒罢则壮热，口渴引饮，头痛面赤，终则遍体汗出，热退身凉，舌红苔薄白，脉弦。此证当选以下何方治疗（ ）。

A. 达原饮
B. 清瘟败毒饮
C. 白虎加桂枝汤
D. 柴胡截疟饮
E. 柴胡桂姜汤

34. 关于有机磷农药的毒性和排泄叙述正确的是（ ）。

A. 肝内氧化产物不如原来毒性强
B. 肝内降解产物比原来毒性增强
C. 经皮肤、呼吸道吸收者，不经胃肠道排泄
D. 经肾脏排泄
E. 在体内蓄积，毒性持久

35. 患者，女性，57 岁。头昏 6 年。血压 180/100mmHg，心率 73 次/分，心电图示 I 度房室传导阻滞。首选的治疗药物是（ ）。

A. 维拉帕米
B. 地尔硫䓬
C. 美托洛尔
D. 卡托普利
E. 普萘洛尔

二、多选题（以下每道考题有 5 个备选答案，每题至少有 2 个正确答案）

1. 患者咳呛阵作，气粗息涌，喉中痰鸣如吼，胸高胁胀，咳痰色黄，黏浊稠厚，烦闷不安，舌红，苔黄腻，脉滑数。治法当选（ ）。

A. 化痰定喘
B. 温肺散寒
C. 疏风宣肺
D. 健脾化痰
E. 清热宣肺

2. 狂病的病机是（ ）。

A. 神明失主
B. 蒙蔽神机
C. 气血不足
D. 痰气郁结
E. 痰火上扰

3. 以下哪些是臌胀时应用逐水法的禁忌证（ ）。

A. 黄疸日渐加深
B. 发热
C. 臌胀日久，正虚体弱
D. 腹水不退，尿少便秘
E. 有出血倾向

4. 实证的胃痛证候类型有（ ）。

A. 饮食停滞
B. 寒邪客胃
C. 瘀阻胃络
D. 肝胃郁热
E. 肝气犯胃

5. 臌胀之瘀结水留证的主症有（ ）。

A. 脘腹坚满，青筋显露
B. 胁下胀满疼痛
C. 胁下癥结痛如针刺
D. 腹大胀满，按之如囊裹水
E. 面色晦暗黧黑

6. 脾胃运化功能失调致泄泻是因为（ ）。

A. 肾阳不足
B. 饮食所伤
C. 脾胃虚弱
D. 肝脾不和

E. 外邪影响

7. 胃络淤阻型胃痛的代表方是（　）。
A. 丹参饮
B. 失笑散
C. 少腹逐瘀汤
D. 血府逐瘀汤
E. 桃红四物汤

8. 肺痨出现骨蒸劳热日久不退，可选用（　）。
A. 清骨散
B. 犀角地黄汤
C. 生脉散
D. 沙参麦冬汤
E. 桃红四物汤

9. 疫毒痢热入心营宜用（　）。
A. 犀角地黄汤
B. 真人养脏汤
C. 紫雪丹
D. 白头翁汤
E. 参附汤

10. 肺胀出现正气欲脱时则应（　）。
A. 祛邪宣肺，降气化痰
B. 补养心肺，益肾健脾
C. 开窍，息风，止血
D. 补阴回阳
E. 扶正固脱

11. 痰热郁肺咳嗽的临床症状有（　）。
A. 咳时胸部隐痛
B. 胸闷脘痞
C. 咳嗽气急喘促
D. 头痛鼻塞
E. 咯痰不爽

12. 内伤腰痛的证候特征是（　）。
A. 时作时止
B. 腰痛绵绵
C. 遇劳加剧
D. 起病缓慢
E. 按之痛减

13. 颤震的发病特点是（　）。
A. 多发于中老年人，男性多于女性
B. 多见于急性热病或慢性病急性发作
C. 具有头部及肢体摇动、颤抖的临床特征
D. 起病隐袭，渐进加重，不能自行缓解
E. 以手足屈伸牵引、发热、神昏为主症

14. 石淋治用石韦散为加强排石消坚作用，在应用时宜加何药为佳（　）。
A. 败酱草
B. 蒲公英
C. 海金砂
D. 金钱草
E. 鸡内金

15. 诊断汗证的主要依据有（　）。
A. 有病后体虚、情志不调、嗜食辛辣的病史
B. 不受外界环境的影响而发生自汗、盗汗
C. 大汗淋漓，汗出如珠
D. 除外其他疾病
E. 脉微欲绝

16. 以下属于炙甘草汤组方的药物是（　）。
A. 当归、龙眼肉
B. 人参、大枣
C. 炙甘草、桂枝、生姜
D. 地黄、阿胶、麻仁
E. 远志、麦冬

17. 清退虚热的配伍药物有（ ）。
A. 地骨皮
B. 银柴胡
C. 黄芩
D. 秦艽
E. 石膏

18. 上消化道大出血出现以下哪些情况考虑存在继续出血或再出血（ ）。
A. 成形黑便
B. 周围循环衰竭经充分补液及输血好转后又恶化
C. 经充分补液及输血后血红蛋白浓度、红细胞计数继续下降，网织红细胞持续升高
D. 补液与尿量足够的情况下，血尿素氮持续或再次升高
E. 咳嗽加剧

19. 以下可以扶正解表的是（ ）。
A. 葱白七味饮
B. 参苏饮
C. 麻黄附子细辛汤
D. 桂枝加附子汤
E. 加减葳蕤汤

20. 以下是肝昏迷常见诱因的是（ ）。
A. 外科手术
B. 强利尿剂
C. 上消化道出血
D. 高血钾
E. 便秘

三、案例分析题（每个案例至少有3个提问，每个提问有多个备选答案，其中正确答案有1个或几个）

（1~8题共用题干）

患者，男性，67岁。近半年来出现口干舌燥，烦渴引饮，尿频量多，多食易饥，大便秘结，皮肤干燥，体重减轻近10kg。舌红而干，苔薄黄，脉细数。

1. 该患者若诊断为消渴津伤燥热证，适宜以下哪些方药加减治疗（ ）。
A. 人参汤
B. 白虎汤
C. 六味地黄汤
D. 黄连解毒汤
E. 玉液汤
F. 益胃汤

2. 本病应诊断的病证为（ ）。
A. 虚劳脾肾两虚证
B. 尿浊肾阴不足证
C. 消渴津伤燥热证
D. 瘿气阴虚内热证
E. 便秘血虚便秘证
F. 淋证劳淋证

3. 某日患者突然出现左胸膺部剧痛，继之晕厥，四肢厥冷，大汗淋漓，脉微欲绝。该患者诊断考虑为（ ）。
A. 真心痛，心脱
B. 中风，中脏腑，脱证
C. 厥心痛
D. 厥证，气厥虚证
E. 中风，中脏腑，闭证
F. 厥证，血厥虚证

4. 宜采用哪些方药加减治疗（ ）。
A. 四妙散
B. 虎潜丸
C. 河车大造丸

D. 补中益气汤
E. 四物汤
F. 黄芪六一汤

5. 经急救，患者四肢转暖，神志转清。心电图提示广泛前壁心肌梗死。该患者的护理应注意哪些方面（　）。
A. 稳定患者情绪，消除恐惧心理
B. 绝对卧床休息 1 周以上
C. 宜进食高蛋白营养饮食
D. 保持排便通畅
E. 注意天气变化，防寒保暖
F. 适宜太极拳等运动，避免过劳

6. 宜采用救急的方法有（　）。
A. 紫雪丹鼻饲
B. 应用参附注射液
C. 独参汤鼻饲
D. 安宫牛黄丸点舌或鼻饲
E. 应用醒脑静注射液
F. 至宝丹鼻饲

7. 患者不慎撞伤左足踇趾，予万花油外搽，1 周后自觉左足疼痛加重，踇趾红肿，伤口有黄色脓液渗出。此时治疗宜采用哪个方药加减（　）。
A. 栀子金花丸
B. 仙方活命饮
C. 大黄牡丹汤
D. 阳和汤
E. 黄芪六一汤
F. 五味消毒饮

8. 经过 2 周的积极治疗，患者左足痈疽痊愈，但渐出现下肢乏力，麻木。目前该患者肢体麻木的病机是（　）。
A. 精血耗伤，气阴两亏，经络虚涩
B. 瘀血阻络，肢体肌肉不得濡养
C. 痰瘀阻络，肢体肌肉不得濡养
D. 寒湿痹阻，络脉不通
E. 阴精不足，脉络空虚
F. 湿毒稽留，络脉不通

（9～15 题共用题干）

患者，男性，40 岁。热势时高时低 2 个月余。患者 2 个月前因过度疲劳，汗出后出现发热，伴有周身酸楚等症，在某医院治疗后周身酸痛消失，但是低热一直不退，今前来就诊。现病史：发热不退，热势时高时低，乏力气短，懒言自汗，食少便溏，舌质淡，苔白薄，脉细弱。患者平素易感冒。

9. 内伤发热与外感发热的辨别要点是（　）。
A. 年龄大小
B. 性别不同
C. 病程长短
D. 发病原因
E. 伴随症状
F. 起病急缓

10. 本病可选用补中益气汤进行治疗，其配伍的药物有（　）。
A. 人参
B. 黄芪
C. 当归
D. 柴胡
E. 白术
F. 茯苓
G. 芍药
H. 升麻

11. 祖国医学中哪一本医著最早提出了“内伤发热”这一病名（　）。
A. 《内外伤辨惑论》
B. 《症因脉治》
C. 《证治汇补》
D. 《黄帝内经》
E. 《脾胃论》

F.《小儿药证直诀》

12. 补中益气汤可以治疗的病症有（　）。
A. 气虚发热
B. 脱肛，中气下陷
C. 泄泻，脾胃虚弱
D. 呕吐，胃阴不足
E. 虚劳，气虚下陷
F. 腹痛，中脏虚寒

13. 内伤发热临床辨证分型有（　）。
A. 阴虚
B. 脾虚
C. 气虚
D. 湿阻
E. 瘀血
F. 血虚
G. 肝郁
H. 阳虚
I. 肾虚

14. 内伤发热的辨证要点包括（　）。
A. 辨病位
B. 辨阴阳
C. 辨标本缓急
D. 辨虚实
E. 辨寒热
F. 辨轻重

15. 本病的辨证应考虑为（　）。
A. 阴虚发热
B. 血虚发热
C. 气虚发热
D. 湿阻发热
E. 阳虚发热
F. 以上皆非

（16~23 题共用题干）

患者，男性，51 岁。因呼吸急促，喉中哮鸣有声 1 周来诊。患者哮喘病史 11 年，每因天冷或受寒易发，至夏季则缓解。1 周前因受寒致哮喘再作。现症见：呼吸急促，喉中哮鸣有声，胸膈满闷如窒，咳不甚，痰少咯吐不爽，面色晦暗带青，口不渴，或渴喜热饮，形寒怕冷，舌苔白滑，脉弦紧或浮紧。

16. 如果以射干麻黄汤治疗该患者，该方剂组成包括的药物有（　）。
A. 半夏、麻黄
B. 干姜、紫菀
C. 射干、细辛
D. 桔梗、胆星
E. 大枣
F. 白果、杏仁
G. 款冬花、五味子

17. 患者服药 3 剂后，哮喘持续难平，痰稠胶黏难出。治疗宜加用的药物有（　）。
A. 黄芩
B. 桑白皮
C. 皂荚
D. 浙贝母
E. 白芥子
F. 石膏

18. 经积极治疗，患者呼吸困难、哮喘症状明显改善，但出现自汗，怕风，气短声低，易感冒。舌淡，苔薄白，脉细弱。治疗最宜选用加减治疗的方药有（　）。
A. 七味都气丸
B. 金匮肾气丸
C. 六君子汤
D. 参蛤散
E. 补中益气丸
F. 玉屏风散

19. 该患者应该考虑为（　）。
A. 哮病发作期，寒哮

B. 喘证，实喘，水凌心肺证
C. 喘证，实喘，痰热遏肺证
D. 哮病发作期，热哮
E. 喘证，实喘，痰浊阻肺证
F. 喘证，虚喘，喘脱证
G. 喘证，实喘，肝气乘肺证

20. 对该患者此时的治法应为（ ）。
A. 温肺散寒
B. 健脾化痰
C. 化痰平喘
D. 补肺固卫
E. 清热宣肺
F. 补肾纳肺

21. 哮证发作的病因是（ ）。
A. 宿痰内伏于肺
B. 外邪侵袭，触动伏痰
C. 痰气相击，气道被阻
D. 脏腑虚弱，气失所主
E. 邪客于肺，气道不利

22. 辨证治疗该患者，主方可选用的方药有（ ）。
A. 小青龙汤
B. 苏子降气汤
C. 三子养亲汤
D. 射干麻黄汤
E. 以上皆非

23. 有关哮证的治疗，以下哪位古代医家提出“未发以扶正为主，既发以攻为急”的原则（ ）。
A. 李东垣
B. 张景岳
C. 张仲景
D. 朱丹溪
E. 葛可久
F. 张子和
G. 孙思邈

（24～31 题共用题干）

患者，男性，53 岁。素有头痛头晕病史，平时性情急躁易怒，两小时前由于与人争吵突然昏倒，偏瘫失语，不省人事，由家人抬至医院就诊。症见：神志昏迷，呼之不应，鼻鼾痰鸣，牙关紧闭，面赤气粗，大便秘结。查体：左侧肢体偏瘫，舌质红苔黄腻，脉弦滑有力。

24. 本病证属于阳闭，阳闭与阴闭的区别主要在于（ ）。
A. 病位
B. 轻重
C. 虚实
D. 热象
E. 神志
F. 内风与外风

25. 该患者考虑的病证为（ ）。
A. 中风，中脏腑，闭证，风火闭窍
B. 中风，中脏腑，闭证，痰火闭窍
C. 中风，中脏腑，脱证，元气衰败
D. 中风，中脏腑，闭证，气滞血瘀
E. 中风，中脏腑，闭证，痰湿蒙窍
F. 中风，中经络，肝阳暴亢

26. 中风的病机要点概括起来有（ ）。
A. 风
B. 火
C. 邪
D. 痰
E. 虚
F. 气
G. 血

H. 瘀

27. 中风辨证最主要考虑的方面有（ ）。
A. 辨分期
B. 辨中经络和中脏腑
C. 辨轻重
D. 辨虚实
E. 辨病位
F. 辨闭证与脱证
G. 辨病势顺逆

28. 首先对中风进行中络、中经、中脏、中腑分类的医著是（ ）。
A.《内经》
B.《伤寒论》
C.《诸病源候论》
D.《难经》
E.《金匮要略》
F.《丹溪心法》
G.《临证指南医案》

29. 中风病的并发症较多，为避免并发症发生，护理上要注意的有（ ）。
A. 保持呼吸道通畅
B. 按摩受压皮肤
C. 多吃水果
D. 注意会阴部卫生
E. 低盐饮食
F. 以流质饮食为主，进食宜慢

30. “急当治其标”，针对患者目前情况，可考虑给予患者服用的药物有（ ）。
A. 生脉针
B. 安宫牛黄丸
C. 参附针
D. 醒脑静注射液
E. 复方丹参滴丸
F. 黄芪注射液
G. 至宝丹

31. 本病辨为痰火闭窍证，常用羚羊角汤，羚羊角的常用量是（ ）。
A. 1 克以内
B. 1~3 克
C. 3~5 克
D. 5~10 克
E. 10~15 克
F. 以上均不对

（32~39 题共用题干）

患者，男性，39 岁。黄疸迁延日久，久治不效，症见身目俱黄，黄色晦暗，面色黧黑，脘闷腹胀。查体见胁下积块，按之软而不坚，固定不移，舌质淡黯，苔薄白，脉弦。

32. 如果该患者胁下积块坚硬疼痛逐渐加剧，饮食大减，形体消瘦，时有鼻衄，舌质淡紫，无苔，脉弦细。此时应选用的方剂有（ ）。
A. 膈下逐瘀汤
B. 金铃子散合失笑散
C. 少腹逐瘀汤
D. 化积丸合八珍汤
E. 血府逐瘀汤合八珍汤

33. 该病应该辨为（ ）。
A. 黄疸，寒湿瘀阻
B. 积证，瘀血内结
C. 积证，气滞血瘀
D. 积证，寒湿瘀阻
E. 黄疸，气滞血瘀

34. 最佳选方是（ ）。
A. 膈下逐瘀汤
B. 少腹逐瘀汤
C. 六磨汤
D. 逍遥散

E. 金铃子散合失笑散

35. 如果患者近日烦躁不宁，逐渐嗜睡，唤之不应，应立即予哪种治疗（　）。
A. 静滴生脉针
B. 静滴参附针
C. 静滴痰热清
D. 静滴川芎嗪
E. 静滴清开灵

36. 出现此症的病因是（　）。
A. 血瘀
B. 气滞
C. 痰湿
D. 水饮
E. 火毒

37. 如果该患者又出现腹部逐渐胀大，皮色苍黄，腹壁脉络暴露。提示哪些脏腑受损（　）。
A. 心
B. 肝
C. 脾
D. 肺
E. 肾

38. 治法宜用（　）。
A. 温中健脾，行气利水
B. 清热利湿，攻下逐水
C. 疏肝理气，行湿散满
D. 活血化瘀，化气利水
E. 温补脾肾，化气利水

39. 宜选用的最佳方剂是（　）。
A. 代抵当汤
B. 调营饮
C. 膈下逐瘀汤
D. 化积丸
E. 中满分消丸

（40~45 题共用题干）

患者，女性，47 岁。因气喘胸闷痰多 1 周就诊。自述 1 周前因受凉而咳嗽气喘吐痰，经西药治疗，虽咳嗽稍减，但呼吸困难逐渐加重，甚则胸闷如窒，张口抬肩。现症见喘促短气，言语无力，咳声低弱，自汗畏风，咽喉不利，口干面红，舌质淡红，脉象细弱。

40. 该症候属于（　）。
A. 肺脾气虚之喘证
B. 肺阴亏虚之喘证
C. 肺气阴两虚之喘证
D. 脾肾两虚之喘证
E. 肺肾阴亏之喘证

41. 辨证治疗该患者，可为主方加减化裁的是（　）。
A. 补肺汤合玉屏风散
B. 参附汤合黑锡丹
C. 麻黄汤
D. 金匮肾气丸合参蛤散
E. 二陈汤合三子养亲汤
F. 真武汤合葶苈大枣泻肺汤
G. 桑白皮汤

42. 对该患者的治法应是（　）。
A. 清泻痰热
B. 散寒宣肺
C. 化痰降逆
D. 温阳利水，泻壅平喘
E. 补肾纳气

43. 该患者应该考虑为（　）。
A. 喘证，实喘，痰浊阻肺证
B. 喘证，虚喘，喘脱证
C. 喘证，实喘，水凌心肺证

D. 喘证，实喘，痰热遏肺证
E. 喘证，实喘，肝气乘肺证

44. 如果患者喘促持续不解，渐而加剧，张口抬肩，鼻煽气促，不能平卧，面青唇紫，肢冷汗出，心悸烦躁，脉浮大无根，其病机是（　）。
A. 肺肾两虚，气失摄纳
B. 肾气亏损，痰气壅肺
C. 肺虚及肾，痰浊壅盛
D. 阳虚水泛，上凌心肺
E. 肺气欲竭，心肾阳衰

45. 维持正常呼吸功能的重要环节是（　）。
A. 心主血脉的生理功能
B. 肝藏血功能
C. 脾主运化的生理功能
D. 肾主闭藏的生理功能
E. 肾主蒸腾气化功能
F. 肝主疏泄的生理功能

参考答案

一、单选题

1. B	2. D	3. C	4. D	5. A	6. E	7. E	8. D	9. D	10. C
11. E	12. A	13. E	14. C	15. A	16. B	17. A	18. D	19. B	20. B
21. C	22. A	23. D	24. E	25. B	26. A	27. B	28. D	29. D	30. C
31. A	32. D	33. D	34. D	35. D					

二、多选题

1. AE	2. AE	3. ABCE	4. ABCDE	5. ACE
6. ABCDE	7. AB	8. AC	9. ACD	10. DE
11. ACE	12. ABCDE	13. ACD	14. CDE	15. ABD
16. BCD	17. ABD	18. BCD	19. ABCDE	20. ABCE

三、案例分析题

1. ABE	2. C	3. A	4. EF	5. ABDE
6. BC	7. F	8. A	9. CDEF	10. ABCDEH
11. B	12. ABE	13. ACDEFGH	14. DF	15. C
16. ABCEG	17. CE	18. F	19. A	20. AC
21. B	22. AD	23. D	24. D	25. B
26. ABDEFH	27. ABFG	28. B	29. ABDF	30. BDG
31. B	32. D	33. C	34. E	35. E
36. ABD	37. BCE	38. D	39. B	40. C
41. E	42. C	43. A	44. E	45. ADF

高级卫生专业技术资格考试用书
中医内科学模拟试卷（五）

中国协和医科大学出版社
北　京

模拟试卷（五）

一、单选题（以下每道考题有 5 个备选答案，请选择 1 个最佳答案）

1. 心悸阴虚火旺证的治法是（　）。
A. 补血养心，益气安神
B. 镇惊定志，养心安神
C. 滋阴清火，养心安神
D. 振奋心阳，宁心安神
E. 温补心阳，安神定悸

2. 提出头痛不愈可加引经药的医家是（　）。
A. 王肯堂
B. 朱丹溪
C. 张仲景
D. 李东垣
E. 王清任

3. 暴食肥甘醇酒，出现呃逆酸腐，腹胀便秘，厌食，身热心烦，气味臭秽，苔厚腻，脉滑实。治宜选用（　）。
A. 枳实导滞丸
B. 小承气汤
C. 枳术丸
D. 竹茹汤
E. 保和丸

4. 突然呕吐，脘闷不舒，兼见恶寒发热，头身疼痛，舌苔白腻，脉濡缓，治宜选用（　）。
A. 香苏散
B. 小半夏汤
C. 保和丸
D. 平胃散
E. 藿香正气散

5. 心悸气短，头晕目眩，失眠健忘，倦怠乏力，面色无华，纳呆食少，舌淡红，脉细弱。证机概要是（　）。
A. 肝肾阴虚，水不济火，心火内动，扰动心神
B. 心血亏耗，心失所养，心神不宁
C. 气血亏损，心虚胆怯，心神失养，神摇不安
D. 心阳虚衰，无以温养心神
E. 脾肾阳虚，水饮内停，上凌于心，扰乱心神

6. 患者，女性，67 岁。腹大胀满，形似蛙腹，朝宽暮急，面色㿠白，脘闷纳呆，神倦怯寒，肢冷浮肿，小便短少不利，舌体胖、质紫、苔淡白，脉沉细无力。首选的治疗方法是（　）。
A. 疏肝理气，运脾利湿
B. 滋肾柔肝，养阴利水
C. 温补脾肾，化气利水
D. 清热利湿，攻下逐水
E. 活血化瘀，行气利水

7. 引起肺痈的外邪主要是（　）。
A. 风热外感
B. 暑湿疫毒
C. 风寒束肺
D. 燥热之邪
E. 风湿热邪

8. 患者，女性，28 岁，已婚。停经 2 个月，尿妊娠试验阳性。恶心呕吐十余天，加

重 3 天，食入即吐，口淡无味，时时呕吐清涎，倦怠嗜卧，舌淡苔白润，脉缓滑无力。其证候为（　）。

A. 脾胃虚弱
B. 气阴两伤
C. 肝脾不和
D. 肝胃不和
E. 痰湿中阻

9. 认为对肥胖症治痰须补气兼消痰，并补命火，使气足而痰消。此说见于（　）。

A.《内经》
B.《景岳全书》
C.《丹溪心法》
D.《石室秘录》
E.《女科切要》

10. 患者吐血缠绵不止，时轻时重，血色黯淡，心悸气短，神疲乏力，面色苍白，舌质淡，脉细弱。其治法是（　）。

A. 和中宁络，凉血止血
B. 健脾和胃，宁络止血
C. 益气养阴，宁络止血
D. 健脾益气，摄血止血
E. 健脾升阳，化瘀止血

11. 症见腹部冷痛，下利清谷，五更泄泻，水肿者，常是（　）。

A. 肝脾不和
B. 脾胃同病
C. 肺胃两虚
D. 脾肾俱病
E. 肾、膀胱并病

12. 患者，女性，39 岁。孕 5 产 2，流 5，近来腰膝无力，牙齿摇动欲脱，记忆力明显减退，白带清稀，咳嗽则小便失禁，舌淡脉沉细。临床辨证是（　）。

A. 肝肾阴虚
B. 肾阳虚
C. 肾精不足
D. 心脾两虚
E. 肾气不固

13. 患者肢体关节疼痛较剧，痛有定处，遇寒痛增，得热痛减，疼痛局部皮色不红，触之不热，舌苔薄白，脉弦紧。治疗应首选（　）。

A. 薏苡仁汤
B. 独活寄生汤
C. 蠲痹汤
D. 乌头汤
E. 白虎加桂枝汤

14. 双合汤主要用于治疗痹证之（　）。

A. 风湿热痹
B. 行痹
C. 痰瘀痹阻证
D. 肝肾两虚证
E. 痛痹

15. 腰部疼痛，重着而热，暑湿阴雨天气症状加重，身体困重，舌苔黄腻，脉濡数或弦数，治宜（　）。

A. 活血化瘀，通络止痛
B. 清热利湿，舒筋止痛
C. 利水消肿，舒筋通络
D. 健脾渗湿，舒筋止痛
E. 清热化痰，舒筋通络

16. 治疗湿盛困脾多寐的代表方剂为（　）。

A. 实脾饮
B. 平胃散
C. 二陈汤
D. 茵陈蒿汤

E. 五皮饮

17. 患者眩晕，精神萎靡，健忘多梦，腰膝酸软，四肢不温，形寒怯冷，舌质淡，脉沉细无力。治疗应首选（　）。
A. 左归丸
B. 右归丸
C. 附子理中丸
D. 大补元煎
E. 大定风珠

18. 在虚证的治疗中，重视阴阳互根，提出“阴中求阳，阳中求阴”的医家是（　）。
A. 朱丹溪
B. 李东垣
C. 张仲景
D. 张景岳
E. 李中梓

19. 患者，男性，45 岁。便后出血，有时粪中带血，血色鲜红，舌红，脉数。治疗应首选（　）。
A. 槐花散
B. 四生丸
C. 归脾汤
D. 黄土汤
E. 小蓟饮子

20. 郁证的发生虽与五脏都有关，但主要受累之脏是（　）。
A. 肺、脾、肾
B. 肝、心、脾
C. 肺、心、肝
D. 心、肝、肾
E. 心、肺、肾

21. 癌症患者咳嗽咯痰，气憋，痰质稠黏，痰色黄白相兼，胸闷胸痛，纳呆便溏，神疲乏力，舌质淡，苔白腻，脉滑。辨证应属（　）。
A. 肺癌阴虚毒热证
B. 肺癌痰湿蕴肺证
C. 肺癌瘀阻肺络证
D. 脑瘤痰瘀阻窍证
E. 肺癌气阴两虚证

22. 患者，女性，35 岁。因家中被窃刺激而突然昏倒，不知人事，呼吸气粗，四肢厥冷，口噤拳握，舌苔薄白，脉沉弦。治宜选用（　）。
A. 补中益气汤
B. 通关散
C. 理中汤
D. 保和丸
E. 逍遥散

23. 患者项背强直，头痛，肢体酸重，恶寒发热，舌苔白腻，脉浮紧。其治法为（　）。
A. 辛温解表，散寒止痛
B. 散寒祛风，解肌发汗
C. 祛风散寒，和营燥湿
D. 疏散风寒，调和气血
E. 疏风散寒，化痰通络

24. 治疗咽喉肿痛首选的药物是（　）。
A. 天花粉、芦根
B. 银花、连翘
C. 石膏、知母
D. 黄芩、甘草
E. 山豆根、马勃

25. 症见咽中如有物阻，咯吐不出，吞咽不下，胸胁满闷。治宜选用（　）。
A. 半夏厚朴汤
B. 养阴清肺汤

C. 越鞠丸
D. 厚朴温中汤
E. 枳实薤白桂枝汤

26. 咳嗽之痰白带血者，证属（　）。
A. 风燥
B. 风热
C. 风寒
D. 虚寒
E. 肝火

27. 患者，男性，26 岁。症见高热，微恶风，流稠涕，鼻塞喷嚏，咽痛，咳嗽痰稠，舌苔薄黄，脉浮数。治疗的最佳选方为（　）。
A. 新加香薷饮
B. 银翘散
C. 荆防败毒散
D. 双解汤
E. 桑杏汤

28. 患者咳嗽气息粗促，痰多质稠色黄，不易咯出，喉间有腥味，胸胁胀满，咳时隐痛，伴身热，面赤，口渴引饮，舌红苔黄腻，脉滑数，选用治疗方药是（　）。
A. 沙参麦冬汤
B. 桑杏汤
C. 银翘散
D. 百合固金汤
E. 清金化痰汤

29. 患者阳痿，阴囊潮湿，小便黄赤，下肢酸困，苔黄腻，脉濡数，宜选用（　）。
A. 知柏地黄丸
B. 龙胆泻肝汤
C. 二妙散
D. 程氏萆薢分清饮
E. 大补阴丸

30. 恶寒重，发热轻，无汗，口不渴，头痛，鼻塞，流清涕，咳嗽，痰清稀，证属（　）。
A. 风寒感冒
B. 阳虚感冒
C. 风燥感冒
D. 暑湿感冒
E. 风热感冒

31. 类风湿关节炎最早出现的关节症状为（　）。
A. 晨僵
B. 关节功能障碍
C. 关节痛
D. 关节肿胀
E. 关节畸形

32. 鉴别原发性与继发性三叉神经痛的主要依据为（　）。
A. 有无面部痛温觉减退或消失，角膜反射减退或消失
B. 疼痛的区域
C. 是否为反复发作
D. 疼痛的性质
E. 有无“触发点”或“扳机点”

33. 患者，男性，35 岁。下痢日久而症见腹部隐痛，四肢不温，食少神疲，痢下稀薄白冻，舌淡，苔薄白，脉细。治疗首选方是（　）。
A. 桃花汤合真人养脏汤
B. 芍药汤
C. 驻车丸
D. 连理汤
E. 葛根芩连汤

34. 糖尿病酮症时酮体是指（　）。
A. 乙酰乙酸、β-羟丁酸
B. β-羟丁酸
C. 丙酮酸
D. 乙酰乙酸、丙酮酸、β-羟丁酸
E. 生酮氨基酸

35. 患者，女性，56岁。咳嗽、气促、不能平卧4天。查体：端坐位，血压156/98mmHg，心率110次/分。右下肺呼吸音消失，左下肺有湿性啰音。胸透：右胸第3前肋以下呈外高内低致密阴影，左肋膈角变钝。胸腔积液常规：淡黄色，相对密度1.016，蛋白质24g/L，乳酸脱氢酶（LDH）1000U/L；红细胞418/μl，白细胞79/μl，未查到癌细胞和结核菌。以下各项中哪项应首先考虑（　）。
A. 血性胸腔积液
B. 癌性胸腔积液
C. 结核性胸膜炎
D. 漏出液
E. 化脓性胸膜炎

二、多选题（以下每道考题有5个备选答案，每题至少有2个正确答案）

1. 痫病以治标为主时应着重（　）。
A. 行气解郁
B. 开窍定痫
C. 豁痰息风
D. 清泻肝火
E. 活血化瘀

2. 以下与眩晕病因有关的因素是（　）。
A. 痰湿中阻
B. 气血亏虚
C. 肾精不足
D. 肝阳上亢
E. 肝气郁结

3. 四海舒郁丸中有（　）。
A. 海浮石
B. 海藻
C. 海螵蛸
D. 海带
E. 海蛤壳

4. 成无己在《伤寒明理论·悸》提出心悸病因不外为（　）。
A. 气虚
B. 阳虚
C. 血虚
D. 痰饮
E. 血瘀

5. 与胃痛相鉴别的病证有（　）。
A. 胃痞
B. 胁痛
C. 真心痛
D. 腹痛
E. 呕吐

6. 治疗阴虚型臌胀常用药物有（　）。
A. 沙参
B. 楮实子
C. 甘遂
D. 芦根
E. 猪苓

7. 治疗痰瘀阻肺型肺胀的方药是（　）。
A. 越婢加半夏汤
B. 小青龙汤
C. 小青龙加石膏汤
D. 桂枝茯苓丸
E. 葶苈大枣泻肺汤

8. 适宜用银翘散治疗的是（ ）。
A. 成痈期肺痈
B. 风热感冒
C. 初期肺痈
D. 风热咳嗽
E. 痰热郁肺型喘证

9. 水肿诸证后期可发生各种严重的变证，包括（ ）。
A. 水毒内阻
B. 湿毒侵淫
C. 邪毒内闭，元神涣散
D. 虚风内动
E. 水凌心肺，阳气衰微

10. 噎膈用药忌用（ ）。
A. 滋腻
B. 苦寒
C. 酸涩
D. 温燥
E. 甘润

11. 湿热腰痛所用四妙丸的组方有（ ）。
A. 杜仲
B. 薏苡仁
C. 黄柏
D. 苍术
E. 牛膝

12. 肾虚泄泻的临床表现有（ ）。
A. 泻下完谷
B. 肠鸣即泻
C. 黎明前腹痛
D. 形寒肢冷
E. 肛门灼热

13. 痰饮病的病机关系到（ ）。
A. 心
B. 肝
C. 肾
D. 肺
E. 脾

14. 痹病的诊断要点是（ ）。
A. 舌苔多白滑，脉象多沉紧、沉弦、涩
B. 以肢体关节肌肉疼痛、屈伸不利为主症
C. 发病不分性别、年龄，与寒冷、潮湿、劳累有关
D. 以肌肉软弱无力、萎缩为临床特征
E. 实验室和 X 线等检查有助于诊断

15. 肺气亏虚咳嗽的特点有（ ）。
A. 平素自汗、恶风、易感冒
B. 咳声低弱
C. 久咳不愈
D. 急躁易怒
E. 干咳少痰

16. 对消渴病的预防调摄应着重注意（ ）。
A. 限制淀粉类食物
B. 忌盐
C. 戒烟酒
D. 保持情志平和
E. 忌糖

17. 大量气胸时肺部体征可有（ ）。
A. 叩诊鼓音
B. 呼吸音减弱或消失
C. 呼吸运动减弱
D. 患侧胸廓饱满
E. 呼吸运动增强

18. 喘脱的表现是（ ）。
A. 面唇青紫
B. 烦躁不安
C. 喘促持续不解

D. 脉浮大而洪数
E. 肢冷，汗出如珠

19. 溶栓治疗是指（　）。
A. 溶解消除血管内血性栓子
B. 恢复病变肺血管血液循环
C. 改善血流动力学和气体交换
D. 手术取栓
E. 腔静脉阻断术

20. 主动脉夹层引起的压迫症状包括（　）。
A. 压迫上腔静脉引起上腔静脉综合征
B. 压迫肾动脉可有血尿、尿闭及肾性高血压
C. 压迫腹腔动脉、肠系膜动脉可引起恶心、呕吐、腹胀、腹痛、黑便等
D. 压迫颈交感神经节引起霍纳（Horner）综合征
E. 压迫喉返神经导致声音嘶哑

三、案例分析题（每个案例至少有 3 个提问，每个提问有多个备选答案，其中正确答案有 1 个或几个）

（1~7 题共用题干）

患者，男性，26 岁。因咳嗽，咳黄痰 3 天前来就诊。自诉 3 天前受凉后出现咳嗽气急，咽喉痛，并伴有恶风发热，周身不适，头痛，鼻流黄涕，逐渐出现咳痰黄稠，咳嗽频剧。诊其脉浮数，舌红苔薄黄。

1. 该疾病应该考虑为（　）。
A. 咳嗽，痰湿蕴肺证
B. 咳嗽，风热犯肺证
C. 咳嗽，风燥伤肺证
D. 咳嗽，风寒袭肺证
E. 感冒，风热证
F. 感冒，表寒里热证
G. 感冒，暑湿证

2. 如果该患者咳嗽因失治误治，日久生变，现症见：呛咳咯血，劳热骨蒸，盗汗遗精，声嘶失音，形体虚弱，形寒畏冷，自汗，喘息气短，面浮肢肿，饮食少进，大便溏薄，舌淡胖有齿痕，脉象微细，宜选用的方药是（　）。
A. 补肺阿胶汤
B. 百合固金汤
C. 保真汤
D. 人参养荣丸
E. 月华丸

3. 对于咳嗽病因的认识，提出了“五脏六腑皆令人咳，非独肺也”的是（　）。
A. 《内经》
B. 《景岳全书》
C. 《伤寒杂病论》
D. 《诸病源候论》
E. 《难经》
F. 《宣明方论》

4. 首选以下何方为主方进行加减化裁（　）。
A. 三拗汤合止嗽散
B. 桑杏汤
C. 新加香薷饮
D. 桑菊饮
E. 银翘散
F. 二陈汤合三子养亲汤
G. 双解汤

5. “五脏六腑皆令人咳，非独肺也”可理解为引起咳嗽的脏腑有（　）。
A. 心
B. 肝
C. 脾

D. 肺
E. 肾
F. 大肠
G. 三焦

6. 该患者咳嗽因失治误治，迁延未愈，久咳，兼有便溏乏力之症，医师用六君子汤治疗，病情有所好转。此种治疗方法符合的治则是（　）。
A. 益火消阴
B. 急则治其标，缓则治其本
C. 开通表里
D. 塞因塞用
E. 虚则补其母

7. 治疗初期咳嗽患者不宜选用的药物是（　）。
A. 罂粟壳
B. 紫菀
C. 百部
D. 柯子肉
E. 五味子
F. 桔梗
G. 知母

（8~15 题共用题干）

患者，女性，17 岁。因胁痛 3 个月余前来就诊。患者 1 年前全身面目俱黄，住某医院治疗，诊断为“急性黄疸性肝炎”，黄疸消退后出院，继续门诊服药治疗半年余，除劳累后觉右上腹胀痛外，别无不适。最近因学习紧张，更觉两胁胀痛，胃纳欠佳，口干心烦，午后微热，夜难入眠，舌红少苔，脉细数。

8. 胁痛的部位在以下哪个脏腑（　）。
A. 大肠
B. 肝
C. 胃
D. 胆
E. 脾
F. 小肠
G. 三焦

9. 患者因砂石阻滞胆道而见身目黄染，右胁疼痛，牵引肩背，或有寒热往来，大便色淡灰白。宜用何方加金钱草、鸡内金、郁金及茵陈蒿治疗（　）。
A. 麻黄连翘赤小豆汤
B. 柴芩温胆汤
C. 大柴胡汤
D. 小柴胡汤
E. 甘露消毒丹
F. 柴胡疏肝散
G. 血府逐瘀汤
H. 龙胆泻肝汤

10. 辨证治疗该患者首选主方（　）。
A. 化肝煎
B. 一贯煎
C. 丹栀逍遥散
D. 杞菊地黄丸
E. 滋水清肝饮

11. 首先将胁痛病因分为外感与外伤两大类，并提出以内伤为多见者的是（　）。
A.《素问・脏气法时论》
B.《景岳全书》
C.《灵枢・经脉》
D.《柳州医话》
E.《临证指南医案》

12. 该病机应该考虑为（　）。
A. 瘀血阻络
B. 肝阴不足
C. 肝气郁结
D. 肝肺阴虚

E. 湿热蕴结

13. 如果该患者肝郁有热，刻下症见：心腹胁肋疼痛，时发时止，食热益甚，口苦，舌红苔黄，脉象弦数。治疗宜选用的方药是（　）。
A. 越鞠丸
B. 丹参饮
C. 逍遥散
D. 金铃子散
E. 柴胡舒肝散

14. 胁痛的辨证要点，当以何者为主（　）。
A. 阴阳
B. 气血
C. 虚实
D. 表里
E. 肝胆
F. 外感与内伤

15. 除以下哪项证候外，均可出现胁痛（　）。
A. 气滞血瘀
B. 肝火上炎
C. 肝胆湿热
D. 肝气郁结
E. 肝风内动
F. 血虚
G. 少阳症

（16~23 题共用题干）

患者，女性，45 岁。近 1 周来小便短数，欲出未尽，色深黄，伴有尿道涩痛，少腹拘急，口苦。查体见舌质红，苔黄腻，脉数。

16. 对该患者应选择何方剂（　）。
A. 萆薢分清饮
B. 石韦散
C. 小蓟饮子
D. 八正散
E. 沉香散

17. 对该患者应采取的治法是（　）。
A. 清热利湿通淋
B. 活血凉血通淋
C. 理气疏导通淋
D. 分清泄浊通淋
E. 利湿化浊通淋

18. 上述诊断与癃闭进行鉴别诊断时，最重要的症候是（　）。
A. 小便量少
B. 排尿困难
C. 尿频而痛
D. 尿量正常
E. 少腹拘急

19. 该病证最可能的病因是（　）。
A. 情志不畅，肝失疏泄
B. 外感时邪，肺气不降
C. 肾气不足，气化不利
D. 脾不健运，湿浊内生
E. 饮食不慎，内生湿热

20. 该患者应注意的生活调摄有（　）。
A. 多饮水
B. 畅情志
C. 防外感
D. 少食盐
E. 禁房事

21. 该病症应辨为（　）。
A. 石淋
B. 热淋
C. 膏淋
D. 血淋
E. 气淋

22. 如果该患者未予系统治疗，淋沥不已，时作时止，遇劳则发，腰膝酸软，此时宜选用的方药是（　）。
A. 补中益气汤
B. 无比山药丸
C. 左归丸
D. 肾气丸
E. 参苓白术散

23. 近年来发现有较大肾毒性的通淋药是（　）。
A. 川木通
B. 滑石
C. 关木通
D. 车前子
E. 金钱草

（24~31 题共用题干）

患者，女性，56 岁。近 3 年来每遇劳累、情绪激动时感觉左胸闷痛，痛引左侧肩背，每次发作持续数分钟，休息后可缓解，曾住院治疗，诊疗不详。由于工作紧张，再次发病而来急诊。症见：左胸闷痛，有如巨石压迫感，痛引左侧肩背，精神恐慌，倦怠懒言，心悸眩晕，气短自汗。查体：神志清，面色无华，形体肥胖，口唇淡紫，呼吸稍促，舌红少津，苔少，脉细弱。

24. 该患如经服用芳香药物不能缓解，考虑发展为真心痛，对于真心痛病情顺逆的辨证要点叙述正确的是（　）。
A. 患者烦躁不安属病重
B. 患者安静少语属病重
C. 如出现心悸、心脱提示预后不良
D. 舌苔颜色由深变浅属顺证
E. 舌苔颜色由深变浅属逆证
F. 舌苔由薄变厚腻属逆证

25. 用哪个方剂加减症状缓解（　）。
A. 归脾汤
B. 左归饮合四君子汤
C. 冠心Ⅱ号方
D. 生脉散合人参养营汤
E. 六味地黄丸
F. 温胆汤
G. 参附汤合右归饮

26. 该病诊断的依据是（　）。
A. 服用芳香温通药物可缓解
B. 每次发作持续数分钟，休息后可缓解
C. 左胸闷痛，痛引左侧肩背
D. 舌红少津，苔少
E. 多在劳累情绪激动时发生
F. 疼痛有时持续几小时至几天
G. 脉细弱

27. 该患者经服用复方丹参滴丸后症状缓解，进一步治疗考虑汤药调理，中医辨证为（　）。
A. 阴寒凝滞
B. 痰浊内阻
C. 心血瘀阻
D. 气阴两虚
E. 心肾阴虚
F. 心肾阳虚

28. 针对患者目前情况，急用下面哪些药可以起效（　）。
A. 复方丹参滴丸
B. 参附针
C. 左归丸
D. 速效救心丹
E. 六味地黄丸
F. 至宝丹

29. 本病的辨证要点是（　）。
A. 辨气虚血虚
B. 辨虚实

C. 辨疼痛性质
D. 辨阴虚阳虚
E. 辨气滞、血瘀、痰阻、寒凝
F. 辨寒热

30. 本病的护理要点包括（　）。
A. 保持心情乐观，避免情绪激动
B. 宜清谈饮食，少食多餐
C. 注意饮食，避免肥膏厚腻
D. 适当进食补品以增加营养
E. 多参加体育锻炼，增强体质
F. 配合各种辅助治疗如针灸、推拿
G. 如出现胸闷不适，立刻口服芳香温通药物

31. 与本病关系密切的脏腑有（　）。
A. 心
B. 肺
C. 胃
D. 脾
E. 肝
F. 肾
G. 三焦

（32～37 题共用题干）

患者，男性，55 岁。咳嗽咯痰伴发热 1 周。患者 1 周前受凉后出现咳嗽，咯痰，痰色白，体温波动在 37.5～38℃，微恶寒，咽痛，无明显气促，无胸痛胸闷，胸透检查未见异常，予泰利必妥、安溴索等治疗后无明显好转。现症见：咳嗽，咯痰色黄，质黏，咽痛，无明显恶寒，稍有发热，纳少，口干。舌红，苔黄稍腻，脉滑数。

32. 该证候病机考虑为（　）。
A. 咳嗽风热袭肺
B. 咳嗽风寒袭肺
C. 感冒表寒里热
D. 感冒风热袭表
E. 感冒风寒袭表
F. 咳嗽痰湿蕴肺久而化热
G. 咳嗽风寒袭肺蕴里化热

33. 治疗时应注意的方面有（　）。
A. 加强健脾、养肺、补肾等
B. 尽早使用收涩、镇咳之品
C. 遵循“缓则治其本”的原则
D. 使用发表辛散之品
E. 咳甚时辅以适当镇咳止咳之品
F. 清热与化痰并重
G. 以镇咳止咳为主，清热、化痰为辅

34. 对该患者可选的治法是（　）。
A. 健脾燥湿，化痰止咳
B. 疏风清热，宣肺化痰
C. 滋阴润肺，化痰止咳
D. 疏散风寒，宣通肺气
E. 疏风清肺，润燥止咳
F. 解表温里，温化痰饮
G. 清肺化痰，利咽止咳

35. 对该患者可用于加减治疗的方药是（　）。
A. 止嗽散
B. 桑杏汤
C. 银翘散
D. 二陈汤
E. 桑白皮汤
F. 泻白散
G. 麻杏石甘汤

36. 目前该患者证型变化如何（　）。
A. 肺热伤阴，阴虚燥热
B. 外感寒邪未清，入里化热
C. 外感寒邪，表证已清，里证热盛
D. 外感风寒，邪袭肺卫
E. 表证入里化热，与痰互结伤阴

37. 鉴别外感还是内伤咳嗽的要点有（　）。
A. 兼有寒热等表现
B. 起病急
C. 病程短，仅为1周
D. 既往有无肺系疾病史
E. 治疗外感咳嗽以疏邪宣肺为主，内伤咳嗽以调理脏腑为主
F. 未见疲乏等虚症表现

（38~41题共用题干）

患者，男性，56岁。半年来呃逆喉间，呃声洪亮有力，伴口臭，喜冷饮，烦渴，脘腹满闷，大便偏干，小便短赤，苔黄燥，脉滑数。

38. 治法是（　）。
A. 清胃泻热，降逆止呃
B. 温中散寒，降逆止呃
C. 消食导滞，和胃降逆
D. 顺气解郁，和胃降逆
E. 养胃生津，降逆止呕

39. 其辨证是（　）。
A. 饮食积滞
B. 气机郁滞
C. 湿热中阻
D. 胃火上逆
E. 胃阴不足

40. 若兼痞满便秘应（　）。
A. 加火麻仁、郁李仁
B. 改用大承气汤
C. 改用小承气汤
D. 合用小承气汤
E. 合用五磨饮子

41. 宜选的方剂是（　）。
A. 大承气汤加减
B. 丁香散加减
C. 葛根芩连汤加减
D. 玉女煎加减
E. 竹叶石膏汤加减

（42~45题共用题干）

患者，女性，45岁。主诉：腹胀痛、便秘1个月，患者发病的1个月来，因工作不顺，出现胸胁疼痛，纳呆，嗳气频作。用单方小茴香、藿香等煎汤内服后，上症稍减，但时作便秘，每于排便时腹中胀痛而欲便不得，或矢气频转而粪便难出，粪质或干或溏，或先干后溏。查体：舌苔薄腻，脉弦。

42. 该患者的中医诊断是（　）。
A. 便秘
B. 腹胀
C. 腹痛
D. 泄泻
E. 以上都不是

43. 该病的辨证分型是（　）。
A. 虚秘
B. 热秘
C. 冷秘
D. 气秘
E. 以上都不是

44. 该病的中医治法是（　）。
A. 理气行滞
B. 温通开秘
C. 泻热通便
D. 益气养血润燥
E. 以上都不是

45. 该病的首选方药是（　）。
A. 济川煎
B. 六磨汤
C. 调胃承气汤
D. 黄芪汤
E. 以上都不是

参考答案

一、单选题

1. C	2. B	3. B	4. E	5. B	6. C	7. A	8. A	9. D	10. D
11. D	12. E	13. D	14. C	15. B	16. B	17. B	18. D	19. A	20. B
21. B	22. B	23. C	24. E	25. A	26. D	27. B	28. E	29. B	30. A
31. A	32. A	33. A	34. D	35. D					

二、多选题

1. BCD	2. ABCD	3. BCDE	4. AD	5. BCD
6. ABDE	7. DE	8. BC	9. ACDE	10. ABD
11. BCDE	12. ABCD	13. CDE	14. ABCE	15. ABC
16. ACDE	17. ABCD	18. ABCDE	19. ABC	20. ABCDE

三、案例分析题

1. B	2. C	3. A	4. D	5. ABCDEFG
6. E	7. ADE	8. BD	9. C	10. B
11. B	12. B	13. D	14. B	15. EF
16. D	17. A	18. CD	19. E	20. AE
21. B	22. B	23. C	24. ACDF	25. D
26. ABCE	27. D	28. AD	29. ACDE	30. ABCD
31. ADEF	32. G	33. EF	34. G	35. E
36. E	37. ABC	38. A	39. D	40. D
41. E	42. A	43. D	44. A	45. B

高级卫生专业技术资格考试用书
中医内科学模拟试卷（六）

中国协和医科大学出版社
北　京

模拟试卷（六）

一、单选题（以下每道考题有5个备选答案，请选择1个最佳答案）

1. 心悸水饮凌心症的治法是（　）。
   A. 振奋心阳，化气行水，宁心安神
   B. 温补心阳，安神定悸
   C. 清热化痰，宁心安神
   D. 活血化瘀，理气通络
   E. 补血养心，益气安神

2. 提出“胃不和则卧不安”的著作是（　）。
   A.《景岳全书》
   B.《素问》
   C.《金匮要略》
   D.《医宗必读》
   E.《古今医统大全》

3. 失眠患者心烦，心悸，梦遗失精，加用肉桂的目的是（　）。
   A. 温经散寒
   B. 健脾和胃
   C. 温补肾阳
   D. 温通心阳
   E. 引火归元

4. 川芎茶调散主要用于（　）。
   A. 风湿头痛
   B. 风热头痛
   C. 风寒头痛
   D. 瘀血头痛
   E. 肝阳头痛

5. 患者，男性，66岁。胃脘疼痛，状如针刺刀割，痛有定处，按之痛甚，痛时持久，食后加剧，入夜尤甚，舌质紫暗或有瘀斑，脉涩。此证的治法是（　）。
   A. 调理肝脾，行气止痛
   B. 益气升清，和胃止痛
   C. 养阴健脾，和中止痛
   D. 活血化瘀，和胃止痛
   E. 健脾益气，理气止痛

6. 患者胁肋胀痛，走窜不定，疼痛随情志的变动而增减，饮食减少，胸闷不舒，嗳气频作，苔薄脉弦。治疗宜用（　）。
   A. 丹栀逍遥散
   B. 逍遥散
   C. 柴胡疏肝散
   D. 血府逐瘀汤
   E. 龙胆泻肝汤

7. 中风由风痰阻于络道所致口眼㖞斜者，治疗主方是（　）。
   A. 大秦艽汤
   B. 牵正散
   C. 菖蒲郁金汤
   D. 天麻钩藤饮
   E. 镇肝熄风汤

8. 痞满的治疗法则是（　）。
   A. 补气健脾化湿，升清降浊和胃
   B. 清热化湿行气，健脾和胃消痞
   C. 理气宽胸止呕，补泻升降并用
   D. 疏肝解郁行气，化湿和胃消痞
   E. 调理脾胃升降，行气除痞消满

9. 腹胀或痛，腹部时有条状物聚起，按之胀痛更甚，便秘，纳呆，苔腻，脉弦滑。可诊断是（　）。
A. 积证之气滞血阻证
B. 腹痛之湿热中阻证
C. 聚证之食滞痰阻证
D. 聚证之肝气郁结证
E. 痞满之痰气郁结证

10. 患者，男性，36 岁。大便艰涩，腹痛拘急，胀痛拒按，喜热恶寒，手足不温，呃逆呕吐，舌苔白腻，脉弦紧。其治疗首选方是（　）。
A. 黄芪汤
B. 润肠丸
C. 济川煎
D. 六磨汤
E. 大黄附子汤

11. 患者，男性，30 岁。喘逆上气，息粗鼻煽，咳而不爽，痰吐稠黏，身痛无汗，形寒身热，口渴，苔薄白或黄，质红，脉浮数。治疗方剂宜首选（　）。
A. 小青龙汤
B. 麻黄汤
C. 麻杏石甘汤
D. 三子养亲汤
E. 桑白皮汤

12. 肺痨虚火灼肺，咳血较著者，在辨证方中宜加入（　）。
A. 泽兰、红花
B. 当归、三七
C. 黑山栀、紫珠草
D. 木蝴蝶、诃子
E. 冬虫夏草、蛤蚧

13. 哮证最主要的发病诱因是（　）。
A. 气候突变
B. 劳累过度
C. 情志失调
D. 饮食不当
E. 饮食不节

14.《难经》中的大瘕泄多指（　）。
A. 肝脾不和泄泻
B. 湿热泄泻
C. 寒湿泄泻
D. 食滞泄泻
E. 以上都不是

15. 患者面色萎黄，遍体轻度浮肿，晨起头面较甚，动则下肢肿胀，能食而倦怠乏力，小便反多，舌苔薄腻，脉软弱，最佳选方是（　）。
A. 五苓散
B. 实脾饮
C. 参苓白术散
D. 防己黄芪汤
E. 五皮饮

16. 石淋日久，证见虚实夹杂，当标本兼顾，阴液耗伤者宜用的治疗方剂是（　）。
A. 金匮肾气丸合石苇散
B. 六味地黄丸合石苇散
C. 八正散合生脉散
D. 二神散合八珍汤
E. 六味地黄丸合补中益气汤

17. 患者头痛眩晕，甚则欲仆，胸闷呕恶，苔白腻，脉弦滑。治宜用（　）。
A. 龙胆泻肝汤
B. 川芎茶调散
C. 镇肝熄风汤
D. 半夏白术天麻汤
E. 补中益气汤

18. 患者，男性，50 岁，四肢关节酸痛，两膝关节灼热红肿，疼痛而强硬，屈伸不利，汗出口渴，苔黄燥，脉滑数，证属（　）。
A. 痛痹
B. 着痹
C. 风湿热痹
D. 行痹
E. 痰瘀痹阻证

19. 患者，女性，33 岁。症见入寐困难 1 个月，多梦，胸闷胁胀，急躁易怒，伴头昏头胀，口干口苦，小便短赤，舌红苔黄，脉弦数。治疗方剂是（　）。
A. 当归龙荟丸
B. 滋水清肝饮
C. 礞石滚痰丸
D. 泻心汤
E. 龙胆泻肝汤

20. 治疗大肠癌瘀毒内阻证的代表方是（　）。
A. 大补元煎
B. 膈下逐瘀汤
C. 槐角丸
D. 葛根芩连汤
E. 知柏地黄丸

21. 解索脉的特征是（　）。
A. 脉在皮肤，如虾游水
B. 脉在筋肉之间，连连数急，三五不调
C. 脉在皮肤，头定而尾摇
D. 脉在筋肉之间，脉搏极迟慢
E. 以上都不是

22. 虚劳证，心悸怔忡，健忘，失眠，多梦，面色不华，舌质淡，苔白薄，脉细。辨证应属（　）。
A. 肾气虚证
B. 心气虚证
C. 心阴虚证
D. 心血虚证
E. 心阳虚证

23. “精气夺则虚”可视为虚证的提纲，该论出自于（　）。
A.《内经》
B.《医宗必读》
C.《难经》
D.《金匮要略》
E.《诸病源候论》

24. 患者胃痛，脘腹胀满，嗳腐吞酸，吐不消化食物，大便不爽，舌苔厚腻，脉滑。其治法是（　）。
A. 消食健脾
B. 消食导滞
C. 理气消胀
D. 理气和胃
E. 和胃止呕

25. 以下不属肺气郁痹特征的是（　）。
A. 每因情志刺激而诱发
B. 呼吸深长
C. 精神抑郁
D. 咽中如窒
E. 气憋

26. 患者，女性，19 岁。因高考落榜出现情志抑郁不畅，继之性情急躁，无故两眼怒视，时而骂詈号叫，兼骂詈狂躁，打人毁物，不避亲疏。症见面红目赤，舌质红，苔黄垢腻，脉滑数。应用（　）。
A. 龙胆泻肝汤
B. 黄连温胆汤
C. 礞石滚痰丸
D. 癫狂梦醒汤

E. 顺气导痰汤

27. 症见四肢困重，脘腹闷痛，口苦黏腻，口干不欲饮，纳呆，大便不爽，小便黄短，舌红苔黄腻，脉濡数。治疗首选方是（　）。
A. 茵陈五苓散
B. 薏苡仁汤
C. 葛根芩连汤
D. 藿香正气散
E. 王氏连朴饮

28. 患者喘咳气涌，胸中胀闷，痰黄稠不易咯出，甚或夹有血色，伴胸中烦闷，身热汗出，渴喜冷饮，舌红，苔黄腻，脉滑数，治疗原则为（　）。
A. 清热化痰，泻肺平喘
B. 补肺益气
C. 开郁降气平喘
D. 宣肺散寒平喘
E. 补肾纳气

29. 休息痢缓解期除脾气虚弱、脾阳虚衰、寒热错杂，还有哪个证型（　）。
A. 肾阳虚衰
B. 肝郁脾虚
C. 胃阴不足
D. 瘀血内阻
E. 气血亏虚

30. 疟疾的最典型症状是（　）。
A. 但头汗出
B. 但寒不热
C. 但热不寒
D. 发热与寒战交替出现
E. 自汗畏风

31. 记载："咳而上气，喉中水鸣声，射干麻黄汤主之"的著作是（　）。
A.《景岳全书》
B.《丹溪心法》
C.《金匮要略》
D.《证治准绳》
E.《千金要方》

32. 患者，男性，67 岁。因呼吸衰竭而使用呼吸机治疗，为预防呼吸机相关肺炎，以下各项中，应特别注意的是（　）。
A. 预防性应用高效、广谱抗生素
B. 把患者安置于隔离病室
C. 防止呕吐物吸入
D. 静脉应用大剂量丙种球蛋白
E. 避免使用 H_2 受体阻滞剂，防止胃液 pH 值升高

33. 有机磷农药中毒患者的瞳孔变化是（　）。
A. 双侧瞳孔大小不一
B. 双侧瞳孔缩小
C. 双侧瞳孔小如针尖
D. 双侧瞳孔扩大
E. 双侧瞳孔忽大忽小

34. 如肺结核患者痰菌阳性，以下叙述错误的是（　）。
A. 痰需消毒处理
B. 需要抗结核治疗
C. 需要接种卡介苗
D. 病灶具有活动性
E. 密切接触者定期体格检查

35. 患者，女性，44 岁。反复喘息发作 4 年，近 2 日来症状加重，每天夜间均有发作。查体：双肺哮喘音，FEV_1/FVC 为 60%，治疗方案应采取（　）。
A. 口服泼尼松及氨茶碱

B. 口服氨茶碱及沙丁胺醇
C. 静脉滴注氨茶碱，口服泼尼松
D. 吸入糖皮质激素，必要时吸入沙丁胺醇
E. 静脉滴注氢化可的松，必要时吸入沙丁胺醇

二、多选题（以下每道考题有5个备选答案，每题至少有2个正确答案）

1. 黄疸胆腑郁热证的特点是（ ）。
A. 脉弦滑数
B. 上腹右胁疼痛
C. 疼痛牵引肩背
D. 寒热往来
E. 黄疸鲜明

2. 颤震扶正治本之法是（ ）。
A. 活血通络
B. 健脾益气
C. 益肾调肝
D. 填精补髓
E. 养心安神

3. 瘿病证属肝火旺盛者，临床表现多有（ ）。
A. 烦热，易出汗
B. 性情急躁易怒
C. 舌质红，苔薄黄，脉弦数
D. 面部烘热
E. 颈前喉结两旁轻度或中度肿大

4. 不寐在临床上可表现为（ ）。
A. 彻夜不寐
B. 寐而不酣
C. 时寐时醒
D. 醒后不能再寐
E. 入睡困难

5. 噎膈的主要病因是（ ）。
A. 外感时邪
B. 年老久病
C. 忧思恼怒
D. 酒食所伤
E. 水湿内浸

6. 脾肾阳虚型臌胀宜选用的方药是（ ）。
A. 五苓散
B. 附子理中丸
C. 济生肾气丸
D. 血府逐淤汤
E. 金匮肾气丸

7. 内伤咳嗽主要与以下哪些因素有关（ ）。
A. 肺脏自病，阴伤气耗
B. 脾失健运，痰浊上犯
C. 肾脏亏虚，摄纳无权
D. 肝火犯肺，炼津为痰
E. 心气亏虚，心病及肺

8. 饮酒过多或过食辛辣厚味以致滋生湿热或损伤脾胃常导致的血证有（ ）。
A. 咳血
B. 衄血
C. 吐血
D. 便血
E. 尿血

9. 麦门冬汤治疗的病证有（ ）。
A. 咳嗽肺阴亏耗证
B. 呕吐胃阴不足证
C. 肺痿虚热证
D. 肺痨肺阴亏损证

E. 呃逆胃阴不足证

10. 实喘的治法有（ ）。
A. 降气
B. 清肃
C. 祛痰
D. 温宣
E. 补肺

11. 治疗癃闭除各种内服药物外，尚有外治法如（ ）。
A. 针灸
B. 探吐
C. 外敷
D. 导尿
E. 取嚏

12. 以下是肺痈溃脓期主症的是（ ）。
A. 身热面赤，烦渴多饮
B. 咳吐脓血痰
C. 气喘不能卧
D. 胸中烦满而痛
E. 舌红苔黄腻，脉滑数

13. 因房劳过度而致肾虚腰痛者可用血肉有情之品调理如（ ）。
A. 河车大造丸
B. 杜仲丸
C. 补髓丹
D. 大补元煎
E. 三才封髓丹

14. 以下是阳痿因实致虚证型的是（ ）。
A. 湿热灼伤肾阴
B. 脾虚夹瘀夹痰
C. 肾虚夹瘀夹痰
D. 肝郁化火，伤及肝肾
E. 湿热下注，湿阻阳气

15. 气郁发热的主要症候是（ ）。
A. 脉弦数
B. 精神抑郁
C. 口苦而干
D. 热势常随情绪波动而起伏
E. 女性患者常有经前乳房胀痛

16. 痢疾的治疗禁忌有（ ）。
A. 忌分利小便
B. 忌峻下攻伐
C. 忌过早补涩
D. 忌清热凉血
E. 忌调气导滞

17. 扩张型心肌病的非药物治疗措施包括（ ）。
A. 左室成形术
B. 植入双腔或三腔起搏器
C. 左心机械辅助泵
D. 心脏移植
E. 导管射频消融

18. 汗证属营卫不和者其主证有（ ）。
A. 汗出恶风
B. 时寒时热
C. 半身或局部出汗
D. 苔薄白，脉弦
E. 苔薄白，脉缓

19. 支气管扩张试验在慢性阻塞性肺疾病中的价值包括（ ）。
A. 预测患者对吸入支气管扩张剂和激素的治疗反应
B. 鉴别 COPD 和哮喘
C. 预后的相关性
D. 获知达到的最佳肺功能状态
E. 可替代肺功能检查

20. 肺栓塞的鉴别诊断有（　）。
A. 转移性胸膜肿瘤
B. 肺癌
C. 肺炎
D. 主动脉夹层动脉瘤
E. 急性心肌梗死

三、案例分析题（每个案例至少有 3 个提问，每个提问有多个备选答案，其中正确答案有 1 个或几个）

(1~4 题共用题干)

患者，男性，69 岁。消渴病史 20 余年，受凉后出现身热，微恶寒，头昏，少汗，心烦，口干，干咳无痰，舌红苔少，脉细数。

1. 在对该患者的感冒治疗过程中，应注意（　）。
A. 若消渴症状突出，可以治消渴为主，兼治感冒
B. 必须先治感冒
C. 消渴症状突出者，可先治消渴，后治感冒
D. 感冒症状明显者，应加强解表发汗之力
E. 若消渴症状不突出，可只治感冒

2. 若该患者失治误治，可转变为（　）。
A. 风温肺热
B. 肺胀
C. 目盲
D. 肺痨
E. 水肿

3. 其治疗原则为（　）。
A. 解表达邪
B. 温阳解表
C. 辛温解表
D. 益气解表
E. 滋阴解表

4. 口渴咽干明显者，可加用（　）。
A. 桑叶、菊花
B. 银花、连翘
C. 沙参、麦冬
D. 大枣、甘草
E. 丹皮、薄荷

(5~7 题共用题干)

患者，女性，39 岁。曾患“崩漏”经治已愈，现患者自觉腹中空空，似饥非饥，似辣非辣，难以形容，伴失眠多梦，舌质淡，脉细弱。

5. 应首选何方治疗（　）。
A. 君子汤加减
B. 一贯煎加减
C. 温胆汤加减
D. 益胃汤加减
E. 归脾汤加减

6. 其治法是（　）。
A. 清热化痰和中
B. 养阴益胃，和中止痛
C. 养阴益胃，调中消痞
D. 健脾益胃和中
E. 益气养血和中

7. 其应辨病辨证是（　）。
A. 湿热阻胃痞满
B. 胃阴不足痞满
C. 胃阴不足胃痛
D. 胃热嘈杂
E. 血虚嘈杂

（8~15题共用题干）

患者，男性，50岁。平素不喜交际，遇事多虑少言，近2年来每遇心情不畅即出现腹痛肠鸣，腹痛即泻，泻后痛减。近半年来大便时溏时泻，水谷不化，稍有饮食不慎，大便次数增多，脘腹胀闷，倦怠，纳差，下腹有重坠感，时肛门脱出。舌质淡苔白，脉细。

8. 符合《医宗必读》治泻有9法的是（　）。
   A. 甘缓
   B. 清利
   C. 升提
   D. 淡渗
   E. 温肾
   F. 健脾

9. 该患者应考虑为（　）。
   A. 泄泻脾虚夹湿
   B. 泄泻脾肾阳虚
   C. 泄泻肝气乘脾
   D. 泄泻中气下陷
   E. 泄泻脾阳不足

10. 泄泻患者痊愈后，在调护方面要注意的问题有（　）。
   A. 注意休息
   B. 加强锻炼
   C. 养成良好的饮食卫生习惯
   D. 多进补品，以补充营养
   E. 经常服用微生态制剂，如培菲康等

11. 该患者最宜采用哪个方药加减治之（　）。
   A. 痛泻要方
   B. 补中益气汤
   C. 升阳益胃汤
   D. 参苓白术散
   E. 四神丸
   F. 理中丸

12. 患者除上述症外，渐出现少腹冷痛，肢冷，腰膝酸软，舌质淡苔白，脉沉细。患者应采用的治疗方药是（　）。
   A. 四神丸合桃花汤
   B. 四神丸合补中益气汤
   C. 金匮肾气丸合桃花汤
   D. 桂枝汤合补中益气汤
   E. 附子理中丸合补中益气汤
   F. 参苓白术散

13. 临床上可以益气健脾的药物有（　）。
   A. 升麻
   B. 独脚金
   C. 黄芪
   D. 五指毛桃
   E. 扁豆
   F. 仙鹤草

14. 该患者在辨为泄泻中气下陷时，应抓的主症有（　）。
   A. 多于情绪刺激时发作
   B. 下腹重坠
   C. 脘腹胀闷
   D. 纳差
   E. 脱肛
   F. 倦怠
   G. 大便时溏时泻，完谷不化
   H. 脉细弱

15. 对该患者的治法应为（　）。
   A. 健脾益胃
   B. 益气升清，健脾止泻
   C. 温中散寒，健脾止泻
   D. 益气健脾，佐以化湿
   E. 温肾健脾，固涩止泻
   F. 抑肝扶脾
   G. 温补脾肾，升阳止泻

(16~22 题共用题干)

患者，男性，57 岁。平素情绪容易激动，3 年前患高血压，平时服用降压药，血压控制良好，但患者时有头痛而眩，多为两侧，心烦易怒，夜寐不宁，多梦，口苦，因头痛加剧遂来医院求诊。症见：头胀痛，两侧俱痛，烦躁，口苦。查体：舌质红，苔薄黄，脉弦数。

16. 天麻钩藤饮是治疗本病的首选方，该方所含药物有（　）。
A. 杜仲、牛膝
B. 菊花、桑叶
C. 天麻、钩藤
D. 栀子、黄芩
E. 桑寄生、益母草
F. 石决明、茯苓
G. 白芍、牛膝
H. 夜交藤

17. 以下与内伤头痛有关的脏腑有（　）。
A. 心
B. 肝
C. 脾
D. 肺
E. 肾
F. 三焦

18. 根据头痛部位的不同，参照经络循行部位选用适当的引经药可以提高疗效，厥阴头痛的引经药有（　）。
A. 葛根
B. 羌活
C. 藁本
D. 白芷
E. 柴胡
F. 吴茱萸
G. 蔓荆子
H. 川芎

19. 该患者头痛考虑为（　）。
A. 内伤头痛，阴虚阳亢
B. 内伤头痛，肝阳头痛
C. 内伤头痛，肝风头痛
D. 内伤头痛，气滞血瘀
E. 内伤头痛，痰浊头痛
F. 内伤头痛，肾虚头痛

20. 治疗两天后缓解不明显，患者仍有头痛，而目眩甚，肢体麻痹、震颤，此时证候分析应考虑（　）。
A. 肝阳上亢并外感风寒
B. 阳化风动
C. 肝火亢盛
D. 阴虚阳亢
E. 肝阳上亢、肾阴亏虚
F. 肝阳上亢并外感风热

21. 临床上常出现头痛如雷鸣，头面起核，憎寒壮热，称为“雷头风”，其病因多是（　）。
A. 痰浊上扰，风热上攻
B. 阴虚阳亢
C. 肝阳上亢
D. 风火痰热上扰
E. 风邪湿毒上攻头目
F. 肝风内动

22. 巅顶部的头痛甚至连于目系的头痛多属于哪经的头痛（　）。
A. 阳明头痛
B. 少阴头痛
C. 太阳头痛
D. 厥阴头痛
E. 少阳头痛
F. 太阴头痛

(23~30 题共用题干)

患者，女性，28 岁。近半年来因工作

紧张劳累，休息欠佳，出现排便次数增多，每天约3~4次，质烂或稀，大便偶带有未消化食物，偶有黏液，无脓血，与情绪变化有关，便前伴有腹痛，便后腹痛缓解，但反复发作，伴有胁肋、脘腹胀闷不舒，饮食减少，曾肠镜检查未见明显异常，服用思密达、得舒特等药物可暂时缓解症状，但病情反复。查体神疲，面色萎黄，体重稍有减轻。舌淡，苔白略腻，脉弦细。

23. 该患者目前主病之脏有（　）。
A. 心
B. 脾
C. 肺
D. 肾
E. 肝

24. 对该患者可选择的主要治法有（　）。
A. 固涩
B. 燥脾
C. 酸收
D. 甘缓
E. 温肾
F. 清凉
G. 升提
H. 疏利
I. 淡渗

25. 对该患者应考虑为（　）。
A. 脾胃虚寒腹痛
B. 饮食积滞泄泻
C. 脾胃虚弱泄泻
D. 脾肾阳虚泄泻
E. 肝郁乘脾泄泻
F. 饮食积滞腹痛

26. 对该患者可采用何方药加减治之（　）。
A. 参苓白术散
B. 保和丸
C. 六君子汤
D. 痛泻要方
E. 四神丸
F. 藿香正气散
G. 柴胡疏肝散

27. 该患者在临床上很可能并存的其他症状有（　）。
A. 月经不调
B. 粪便带血
C. 里急后重
D. 烦躁易怒
E. 寐差
F. 乳房胀痛

28. 对该患者在护理方面要注意的问题有（　）。
A. 适当散心
B. 注意休息
C. 大补
D. 饮食宜清淡富有营养
E. 适当锻炼

29. 经过3周的中药调理，期间外出旅游一次后复诊，患者排便次数减少为1~2次/日，质仍稍烂，便前腹痛减轻，患者情绪较前明显好转，面色见红润，舌淡，苔白稍腻，脉细稍弦。该患者目前症候辨证当属的症型是（　）。
A. 肝郁气滞兼有食滞
B. 脾气不足
C. 脾胃虚弱兼有积滞
D. 肝郁脾虚并重
E. 脾虚为主兼有肝郁
F. 肝郁为主兼有脾虚

30. 该患者症候特点主要有（　）。
A. 反复发作

B. 胁肋、脘腹胀闷不舒
C. 年轻女性，工作紧张劳累
D. 便前腹痛
E. 排便次数增多，与情绪有关
F. 粪便偶有黏液
G. 舌淡，苔白略腻，脉弦细
H. 疲劳、面色萎黄
I. 饮食减少
J. 体重减轻

（31~37 题共用题干）

患者，女性，57 岁。近一年来无诱因出现口干舌燥，烦渴喜饮，常觉五心烦热，腰酸膝软，失眠盗汗，尿频量多，浊如脂膏，并自觉几月来开始消瘦。查体：舌质红，舌体瘦而干，苔少，脉细数。确诊消渴病。

31. 消渴病的病机特点是（　）。
A. 气虚为本，风热为标
B. 正气不足，淤血内生
C. 气阴两虚，阴阳俱损
D. 阴虚为本，燥热为标
E. 肾精亏虚，阴阳俱损
F. 脏腑虚损，变证百出

32. 本病后期常出现的变证有（　）。
A. 中风
B. 淋证
C. 水肿
D. 胸痹
E. 心悸
F. 痿病
G. 肢体麻木
H. 脱疽

33. 本病与瘿病相同的症状有（　）。
A. 多饮
B. 消瘦
C. 多尿
D. 多汗
E. 心悸
F. 多食易饥

34. 可采用哪方加减治之（　）。
A. 生脉散
B. 右归丸
C. 六味地黄丸
D. 归脾丸
E. 金匮肾气丸
F. 大补阴丸
G. 增液汤

35. 本病考虑消渴阴精亏虚，可选用六味地黄丸加减治疗，六味地黄丸最早见于（　）。
A. 《丹溪心法》
B. 《伤寒论》
C. 《医方集解》
D. 《小儿药证直诀》
E. 《金匮要略》
F. 《医方考》

36. 该患者辨证考虑为（　）。
A. 消渴阴精亏虚
B. 消渴阴阳两虚
C. 消渴气阴两虚
D. 消渴津伤燥热
E. 消渴瘀血阻滞
F. 消渴肾气亏虚

37. 本病的辨证要点包括（　）。
A. 辨轻重
B. 辨标本
C. 辨虚实
D. 辨病位
E. 辨本症与并发症
F. 辨阴阳
G. 辨气血

（38~45 题共用题干）

患者，男性，55 岁。一年以来经常出现上腹部疼痛，呈烧灼感，伴口苦，服用清热制酸药物后，症状没有缓解，近 1 个月来疼痛隐隐而频繁，受寒及进食寒凉食物后明显，伴胃脘部喜温喜按，反酸，纳差，偶有恶心，大便时溏。舌淡苔白，脉缓弱。

38. 患者目前当属（　）。
A. 胃痛饮食积滞
B. 胃痛寒邪客胃
C. 胃痛肝气犯胃
D. 胃痛脾胃虚寒
E. 腹痛脾胃虚寒
F. 腹痛湿热内蕴

39. 该患者可选择的中成药是（　）。
A. 附子理中丸
B. 香砂六君子丸
C. 木香顺气丸
D. 补中益气丸
E. 逍遥丸
F. 归脾丸

40. 患者平时在生活中可采用的保健方法有（　）。
A. 少食辛辣
B. 饮食清淡
C. 禁饮酒
D. 注意保暖，尤其是腹部
E. 多饮稀粥，以助脾胃功能恢复
F. 平时可在炒青菜时加少量生姜
G. 大量进食温肾壮阳药物如鹿角胶、鹿茸、巴戟天、锁阳等

41. 对该患者的治疗应注意的有（　）。
A. 遵循“通则不痛”原则
B. 以“温运脾阳”为通
C. 酌加活血之品
D. 配合固涩止泻
E. 配合疏肝理气
F. 酌加清热之品

42. 该患者辨证脾胃虚寒依据有（　）。
A. 曾服用清热之品
B. 55 岁，体质渐弱
C. 病程较长
D. 腹部隐痛
E. 腹痛喜温喜按
F. 反酸
G. 大便时溏
H. 舌淡，苔白
I. 脉缓弱

43. 该患者时有便溏，可酌加的药物有（　）。
A. 煨葛根
B. 五味子
C. 黄连
D. 肉豆蔻
E. 茯苓
F. 白术
G. 吴茱萸

44. 对患者以何方加减治疗为好（　）。
A. 藿香正气散
B. 失笑散合丹参饮
C. 黄芪建中汤
D. 小建中汤
E. 理中汤
F. 良附丸
G. 保和丸

45. 适于该患者的治疗方法是（　）。
A. 疏肝和胃止痛
B. 祛邪止痛
C. 消导和中止痛
D. 理气和胃止痛
E. 温中健脾止痛

参考答案

一、单选题

1. A	2. B	3. E	4. C	5. D	6. C	7. B	8. E	9. C	10. E
11. C	12. C	13. A	14. E	15. C	16. B	17. D	18. C	19. E	20. B
21. E	22. D	23. A	24. B	25. B	26. C	27. E	28. A	29. D	30. D
31. C	32. E	33. C	34. C	35. D					

二、多选题

1. ABCDE	2. BCD	3. ABCDE	4. ABCDE	5. BCD
6. ABC	7. ABD	8. BCD	9. BC	10. ABCD
11. ABCDE	12. ABCDE	13. AC	14. ADE	15. ABCDE
16. ABC	17. ABCD	18. ABCE	19. ABCD	20. ABCDE

三、案例分析题

1. A	2. A	3. E	4. C	5. E
6. E	7. E	8. ACDE	9. D	10. ABCE
11. B	12. BE	13. BCDE	14. BEFGH	15. B
16. ACDEFH	17. BCE	18. CF	19. B	20. B
21. E	22. D	23. BE	24. ABCDH	25. E
26. D	27. AF	28. ABDE	29. E	30. DEH
31. BCDF	32. ACDEGH	33. BF	34. C	35. D
36. A	37. BDE	38. D	39. AB	40. ABCDF
41. ABD	42. EHI	43. ADG	44. C	45. E